RENATE WEBER

Die Kraft der Sprache im Yoga

Bibliografische Information der Deutschen Nationalbibliothek
Die Deutsche Nationalbibliothek verzeichnet diese Publikation in der Deutschen Nationalbibliografie. Detaillierte bibliografische Daten sind im Internet über https://dnb.de abrufbar.

Für Fragen und Anregungen
info@m-vg.de

Wichtiger Hinweis
Dieses Buch ist für Lernzwecke gedacht. Es stellt keinen Ersatz für eine individuelle medizinische Beratung dar und sollte auch nicht als solcher benutzt werden. Wenn Sie medizinischen Rat einholen wollen, konsultieren Sie bitte einen qualifizierten Arzt. Der Verlag und die Autorin haften für keine nachteiligen Auswirkungen, die in einem direkten oder indirekten Zusammenhang mit den Informationen stehen, die in diesem Buch enthalten sind.

Originalausgabe
1. Auflage 2025

Türkenstraße 89
80799 München
Tel.: 089 651285-0

Redaktion: Diane Zilliges
Umschlaggestaltung: Karina Braun
Umschlagabbildung: Adobe Stock/Natan
Layout und Satz: Bernadett Limmer (schere.style.papier), München
Druck: Florjancic Tisk d.o.o., Slowenien
Printed in the EU

ISBN Print 978-3-7423-2336-1
ISBN E-Book (EPUB, Mobi) 978-3-7453-2566-9

RENATE WEBER

Die Kraft der Sprache *im Yoga*

Wie du Stimmlage, Betonung und Wortwahl gezielt einsetzt, um deine Yogaschüler mit Klarheit und Persönlichkeit zu führen

riva

INHALT

UNSERE STIMME ÖFFNET RÄUME

von Moritz Ulrich

Die Stimme ist für mich im Yoga wie ein Brückenschlag: Sie verbindet das Innen und das Außen, mich als Lehrer und die Schülerinnen und Schüler. Sie ist mein Werkzeug, doch zugleich auch ein Teil von mir, so einzigartig und persönlich wie das Muster meiner Augen. Die Stimme schafft den Raum, in dem Yoga lebendig wird, in dem Asanas sich entfalten und die innere Stille Gehör findet.

Seit Jahrzehnten widme ich mich dem Training der Stimme und habe mir ein tiefes Wissen über die Wichtigkeit einer präzisen Wortwahl angeeignet. Doch eines habe ich im Laufe der Jahre immer wieder erfahren: Technik allein reicht nicht. Es gibt einen nicht greifbaren, gefühlten Anteil, der sich der reinen Technik entzieht. Dieser Anteil – schwer zu beschreiben und doch unverzichtbar – verleiht der Stimme ihre Authentizität und Kraft. Am Ende geht es darum, Vertrauen in die eigene Stimme zu finden und das, was man sagt, wirklich zu meinen.

In der Jivamukti-Yoga-Methode, die ich seit vielen Jahren lehre, spielen Hingabe und Achtsamkeit zentrale Rollen – nicht nur in der Körperpraxis, sondern auch in der Kommunikation. Die Stimme wird dabei zu einem Instrument, das mehr als Anweisungen übermittelt: Sie öffnet den Raum für das Herz. Wenn wir Mantren singen oder in den Raum sprechen, so ist das nicht einfach ein Klang, sondern eine lebendige Schwingung, die unser eigenes Bewusstsein und das unserer Schülerinnen und Schüler berührt. Dies spiegelt das Prinzip von Ahimsa wider, das liebevolle, achtsame Miteinander. Denn was wir in die Welt bringen, sollte heilsam und klar sein und den anderen im Innersten berühren, ohne ihm unsere Sichtweise aufzudrängen. Als Yogalehrende sollten wir den Anspruch haben, gute Kommunikatoren zu werden.

Manchmal denke ich an die Worte meiner Lehrerin Sharon Gannon, die sagt, dass sich der Erfolg der Yogapraxis am direktesten in der Stimme messen lässt – in ihrer Klarheit und ihrer Bewusstheit. Eine Stimme, die bewusst geführt wird, kann eine tiefe Wirkung entfalten. Sie strahlt ein sicheres Wissen darüber aus, dass das, was wir sagen, auch eine Wirkung haben wird und wirklich das ist, was wir meinen. Es ist, als ob die Stimme die Energie unserer Worte spürbar macht, als ob sie nicht nur kommuniziert, sondern in jedem Klang eine Absicht in die Welt trägt.

Und hier liegt eine besondere Verantwortung, denn die Stimme ist Schwingung, und jede Schwingung hat eine Wirkung. Jede Vibration, die wir in die Welt schicken, wirkt sowohl auf die Welt um uns als auch in uns selbst. Diese feine und zugleich mächtige Verbindung ist etwas, das wir Yogalehrende mit besonderem Bewusstsein pflegen dürfen. Wir tragen mit unserer Stimme eine Verantwortung, die über die korrekte Anleitung hinausgeht.

Als passionierter Mantra- und Kirtansänger weiß ich um die magische Kraft der Stimme, um ihre Fähigkeit, uns in eine andere Sphäre zu tragen und eine tiefe Verbundenheit zu schaffen. Ich habe die Stimme in Meditationen und Chants als ein Tor zur inneren Transformation erfahren. Diese Schwingungen erreichen Orte in uns, die mit Worten allein nicht zu erreichen sind, und öffnen Räume, in denen wir uns selbst

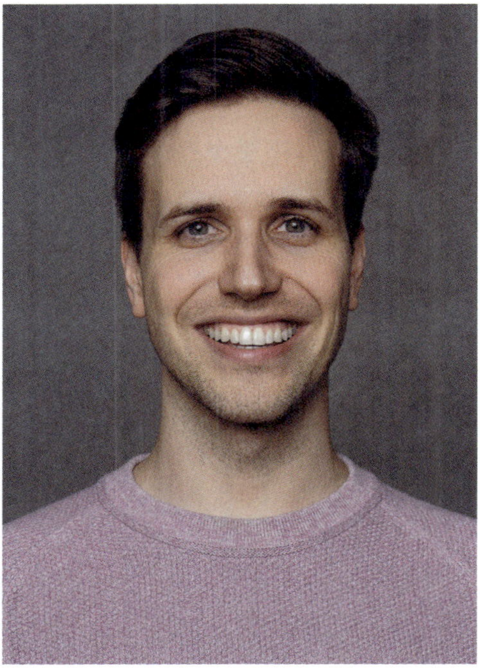

Moritz Ulrich ist Advanced-Certified-Jivamukti-Yogalehrer in Berlin, Gründer der Jivamukti Yoga School Peace Yoga, Creator von Onlinekursen für Yogalernende, Yogalehrende und Facilitator. Er ist Anatomie- und Sanskritlehrer für die internationalen Jivamukti-Yoga-Lehrerausbildungen. Moritz unterrichtet seit über 20 Jahren Yoga und machte dies zu seinem Hauptberuf, nachdem er erfolgreich sein Medizinstudium abgeschlossen hatte.

und die Welt um uns herum neu erleben können. Dies ist eine Erfahrung, die ich im Yogaunterricht immer wieder teilen und weitergeben möchte, denn sie erinnert uns an die Kraft, die in jedem von uns schlummert.

Technik und Übung können uns auf diesem Weg begleiten und bilden ein wichtiges Fundament, aber die Essenz unserer Stimme bleibt etwas, das aus einem tieferen Ort in uns entsteht – aus dem Vertrauen und der Hingabe. Es ist nicht das »perfekte« Wort, das uns authentisch macht, sondern das Wort, das aus einer Quelle der Klarheit und Verbindung kommt.

Mögen alle Yogalehrenden, die sich zur Entdeckung der eigenen Stimme aufmachen, die Magie dieser Reise erleben. Mögen wir in unserer Sprache und in unserem Klang das finden, was wirklich von Bedeutung ist – eine Stimme, die berührt, eine Stimme, die trägt, und eine Stimme, die die Räume öffnet, die Yoga uns schenken kann.

DEIN UREIGENER AUSDRUCK

von Renate Weber

Je länger ich Yoga praktiziere und unterrichte, desto mehr realisiere und spüre ich, wie wichtig jedes einzelne Wort ist. Eine gute Yogastunde wird vor allem von der Sprache getragen. Sprache schafft Raum. Sprache ist mächtig. Ein einzelnes Wort im Yoga, gut und richtig platziert, macht den Unterschied, bringt den Wandel, birgt den Zauber. Wörter bewegen. Wörter heilen. Sie beschreiben unsere Wahrheit und erschaffen sie immer wieder neu.

Bestimmt hast du diese Erfahrung auch schon einmal gemacht und kannst dich an einen ähnlichen Moment in deiner eigenen Praxis erinnern: In einer Stunde wurdest du durch ein Wort der Yogalehrerin oder des Yogalehrers tief berührt. Es hat Zoom gemacht und auf einmal konntest du deine Asana noch intensiver und bewusster spüren. Du hast eine Dimension entdeckt, die vorher im Verborgenen lag. Eine neue Tür des Verstehens hat sich geöffnet und das hat deine gesamte Wahrnehmung der Asana verändert. Diese Momente im Yoga sind magisch und ich glaube fest daran, dass du sie als Lehrperson durch deine Stimme, Sprache und Wortwahl gezielt kreieren kannst.

Sprache ist dein Hauptwerkzeug als Yogalehrerin oder Yogalehrer und Sprachkompetenz ein elementarer Baustein, um Yoga in hoher Qualität vermitteln zu können. Sprache im Yoga ist dabei weit mehr als bloße Kommunikation – sie ist die Brücke zwischen dem Äußeren und dem Inneren und ein kraftvolles Instrument der Transformation. Sie vermittelt Präzision, erzeugt Dynamik und öffnet die Räume zur inneren Erfahrung. Mit der Höhe deiner Sprachkompetenz steigt dementsprechend auch der Erfahrungsspielraum für deine Schülerinnen und Schüler.

Deine Entwicklung als Yogalehrerin oder Yogalehrer ist untrennbar mit der Kultivierung einer eigenen, durchdachten Ausdrucksweise verbunden. Diese bewusste Sprache ist dein wichtigstes Werkzeug für einen verantwortungsvollen Unterricht, damit deine Schülerinnen und Schüler Yoga erfahrungsreich und ohne Verletzungen praktizieren können. Sie ist der Schlüssel zu einem Unterricht, der gleichzeitig sicher und transformativ ist.

Dieses Buch ist dein persönlicher Wegbegleiter in der Kunst der yogischen Sprache. Es unterstützt dich – egal ob du am Anfang deiner Lehrtätigkeit stehst oder bereits Erfahrung mitbringst –, deine sprachlichen Fähigkeiten systematisch zu entfalten. Du findest verschiedene Möglichkeiten für den Einsatz deiner Stimme, Anleitungen zur Wahl der passenden Worte, Techniken zum Aufbau kraftvoller Ansagen und Strategien für den wirkungsvollen Einsatz von Pausen. Indem du mehr Bewusstheit für deine Stimme und deine Sprache erfährst, sie reflektierst und gezielt anwendest, findest du deine klare, authentische und empathische Sprache mit einer tragfähigen Stimme in Asana, Pranayama und Meditation. Durch diesen individuellen Ausdruck gewinnt dein Yogaunterricht eine zusätzliche Dimension und eine Tiefe, weit über die reine Vermittlung von Asanas hinaus, um die Weisheit des Yoga zu berühren.

Dieses Buch ist kein Stimmtraining, in dem du in 30 Minuten deine Persönlichkeit und Stimme findest. Es ist eine Annäherung an deine Stimme und deine Sprache. Dieses Buch ist keine Anatomie der Stimme, es bleibt fragmentarisch und fokussiert. Dieses Buch ist keine schnelle Lösung, es ist ein Impuls, eine Idee, eine Inspiration. Du hältst es in deinen Händen, damit in deinen Yogaklassen neben deiner natürlichen Intuition auch ein bewusster und effektiver Einsatz deiner Stimme und Sprache für dich möglich wird. So bereicherst du deine intuitive Kraft durch einen geschulten Umgang mit Stimme und Sprache. Das mögen nur kleine, feine Veränderungen sein, die du in deine Yogastunden integrierst, vielleicht ein einziger, sorgfältig gewählter Satz, um deine Schülerinnen und Schüler behutsam aus Shavasana zurückzuholen. Große Wirkung entsteht oft durch kleine, bewusst gesetzte Impulse.

In diesem Buch findest du immer wieder praktische Übungen und Reflexionen, um dich in Kontakt mit deiner Stimme und deiner Sprache zu bringen. Manche Ideen kannst du direkt in deinen Yogaunterricht einbauen. Lass dich gern inspirieren und nimm mit, was zu dir und deinem Yoga passt. Mit jeder Stunde wächst so deine Authentizität und von Mal zu Mal entfaltet sich dein ureigener Ausdruck. Natürlich und organisch entwickelt sich so deine ganz persönliche Note, dein eigener Stil entsteht.

Möge dich jeder Schritt auf diesem Weg zu dir selbst und zur Essenz deines Yogalehrens führen! Ich wünsche dir für deine Reise zu deinem einzigartigen Ausdruck viele inspirierende Erkenntnisse und überraschende Entdeckungen!

Deine Renate

1

Funktion von Stimme und Sprache

STIMME ALS TEIL DEINER PERSÖNLICHKEIT

Mit deiner Geburt und deinem ersten Schrei kam eine Stimme zur Welt, wie sie so auf diesem Planeten nur ein einziges Mal existiert. Eine Stimme, die dein ganzes Leben lang so einzigartig und individuell ist wie dein Fingerabdruck oder deine Nase.

Wie du eine Person wahrnimmst, hängt stark mit ihrer Stimme, deren Klang und Ausdruck zusammen. Manchen Menschen hängst du förmlich an den Lippen, während du anderen nur angestrengt zuhörst. Eine entspannte, warme Stimme wirkt einladend und schafft Vertrauen, im Gegensatz dazu erzeugt eine angespannte Stimme Distanz und löst Unbehagen aus. Unsere Stimme kann trösten und motivieren, inspirieren und beruhigen. Einer Situation wird sie aber nur dann gerecht, wenn sie richtig eingesetzt wird. Trösten mit Donnerstimme? Anfeuern im Flüsterton? Nein, da stimmt etwas nicht. Es passt nicht, denn eine Stimme muss die Botschaft tragen, eine Stimme muss stimmen.

Verschiedene Persönlichkeitsmerkmale eines Menschen kannst du sehr schnell anhand seiner Stimme identifizieren. In Bruchteilen von Sekunden bildest du dir so eine Meinung über andere: Klingt mein Gegenüber kompetent und vertrauenswürdig oder distanziert und unseriös? Ist mir dieser Mensch sympathisch oder gehe ich innerlich auf Abstand? Eine kontrollierte, selbstsichere Stimme vermittelt Autorität und Kompetenz, umgekehrt kann eine brüchige Stimme mangelndes Selbstvertrauen signalisieren. Der Inhalt des Gesagten kann dabei nur schwer über die Macht der Stimme hinwegtäuschen. Auch die regionale und soziale

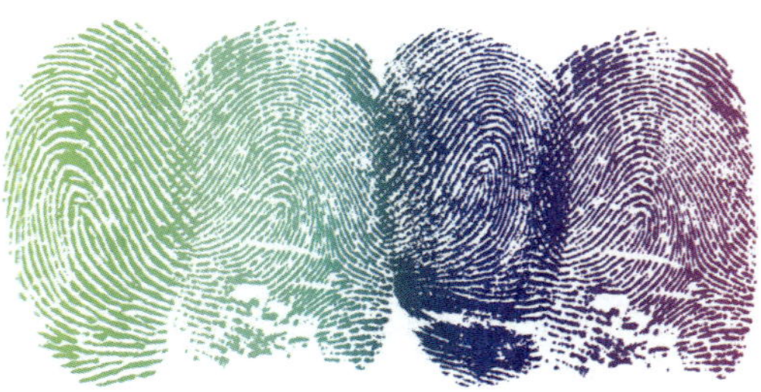

Die Stimme – dein akustischer Fingerabdruck: unverwechselbar, authentisch, persönlich.

Herkunft, den Bildungsgrad, die Gesundheit, das Alter und das Geschlecht einer Person kannst du durch den ersten Höreindruck einer Stimme und die Sprechweise oft erstaunlich eindeutig bestimmen.

Als einzigartiges Persönlichkeitsmerkmal macht dich deine Stimme also unverwechselbar. Niemand klingt wie du. Der Ausdruck deiner Identität und deine Persönlichkeit sind untrennbar mit deiner Stimme verbunden, sie hinterlässt bei anderen einen differenzierten Eindruck von dir, du bist eindeutig daran erkennbar. Deine Stimme zeigt dein Wesen und gibt dich preis – oder wie die außergewöhnliche Stimmpionierin Kristin Linklater es formuliert hat: »Zu hören ist die Person, nicht nur ihre Stimme.«[1]

MIT UND AN DER STIMME ARBEITEN

Als Yogini oder Yogi bist du bereits bestens damit vertraut, die subtilen Bewegungen von Körper und Geist wahrzunehmen, die Verbindung zwischen physischer und mentaler Ebene zu erforschen und dich selbst als wachsendes Wesen zu erkennen und zu beobachten. Auf wunderbare Weise ist es ebenso möglich, deine Stimme zu trainieren und mit und an ihr zu arbeiten. Zwar sind manch anatomische Gegebenheiten, wie zum Beispiel die Größe deines Kehlkopfes, nicht veränderbar. Sehr wohl kannst du aber am Klang, an der Qualität und an der Gesundheit deiner Stimme etwas ändern, sie pflegen und weiterentwickeln. Wenn du an ihr arbeiten möchtest, kannst du das auf verschiedenen Ebenen tun: Dein Körper, deine Psyche, dein Verstand, deine Atmung, sie alle stehen dabei wechselseitig in Beziehung, alle sind verbunden, alle bedingen einander. Arbeit mit und an deiner Stimme bedeutet dabei gleichzeitig immer Arbeit mit und an dir selbst, an deiner Persönlichkeit mit all ihren Eigenarten, die durch deine Stimme wahrnehmbar werden. Nur wenn du in gutem Kontakt mit dir bist, wenn deine Energie frei fließt, kann sich deine Stimme in ihrer Fülle entfalten. Hierbei spielen viele Faktoren, wie dein Charakter, deine Prägungen und Erfahrungen, deine Glaubenssätze und Überzeugungen, aber auch deine Gefühle und deine Tagesverfassung, eine wichtige Rolle und es entsteht eine Wechselwirkung zwischen deiner Stimme und deinem Selbstbewusstsein:

Deine Stimme wirkt auf dich zurück. Denn deine Stimme beeinflusst, wie du dich selbst wahrnimmst und präsentierst. Sie ist ein wichtiger Teil deines Selbstbildes. Wenn deine Stimme stimmt, kräftig, empathisch und in einer angemessenen und voll klingenden Tonlage ist, so schenkt sie dir Selbstbewusstsein.[2] Genauso gut kann es sein, dass sich deine inneren Zweifel oder Ängste beim Sprechen körperlich auswirken. Dann erhöht sich dein Muskeltonus und deine Kiefer-, Nacken- und Schultermuskulatur verspannen sich. Dein Atem gerät ins Stocken und deine Stimme ist unfrei, unsicher und klingt nicht. Dein Körper und deine Intention, etwas zu äußern, stimmen dann nicht überein.

Die gute Nachricht ist: Je mehr du deine Stimme, deinen Körper und Atem und deren Zusammenspiel kennst und spürst und je mehr du darüber weißt, desto mehr kannst du dich von deinen Blockaden lösen und deine Stimme immer sicherer einsetzen. Denn deine Stimme ist veränderbar. Begegne ihr also immer wieder neu und lausche ihr, entdecke ihre Farben, ihre Tiefen, ihre verborgenen Schätze. Du wirst spüren, wie variabel, sensibel und kraftvoll du sie einsetzen kannst und welch großartige Dienste sie dir leistet.

Wenn du möchtest, mache gern die folgende Reflexionsübung, in der du über deine Stimme und deine Persönlichkeit nachdenkst. Nimm dir einen Moment Zeit, um den Spuren deiner Stimme zu folgen. Was erzählt sie über dich, dein Wesen, deine Geschichte? Vielleicht machst du ja eine spannende Entdeckung!

»EINE STIMME HABEN«

Dies bedeutet weit mehr, als nur Töne zu erzeugen. Es bedeutet, eine Meinung zu haben, politisch mitentscheiden zu dürfen, diskutieren und kommunizieren zu können. Durch deine Stimme machst du dich hörbar und drückst dich aus. Als Yogalehrerin oder Yogalehrer ist dir bewusst, dass du in deinen Unterrichtsstunden über deine Stimme einen Teil deiner Persönlichkeit und deiner Identität offenbarst. Das ist eine große Chance, dich deinen Schülerinnen und Schülern zu zeigen und mitzuteilen, eine Chance, deine Idee des Yoga weiterzugeben. Um diesen Weg zu gehen und um dieses Bewusstsein

Übung

Reflexion

Stimme und Persönlichkeit

In dieser kurzen Übung denkst du über deine Stimme und deine Persönlichkeit nach. Lass deine Gedanken frei fließen und vertraue deinen spontanen Eingebungen.

Du brauchst

- einen Stift und Papier
- 10 Minuten Zeit

Und so geht's

Teil 1: In diesem ersten Teil der Übung findest du Worte und schreibst sie auf. Schreib zunächst spontan und intuitiv auf, *wie* deine Stimme ist. Lass deiner Intuition freien Lauf und bring zu Papier, was deine Stimme charakterisiert. Fühl dich völlig frei in deiner Beschreibung, du kannst gern Adjektive (Eigenschaftswörter), aber auch Vergleiche oder Bilder verwenden.

- Meine Stimme ist ______________________________

Teil 2: Jetzt geht's ans Lesen. Nimm deine notierten Beschreibungen aus Teil 1 und verwandele sie in Ich-Botschaften. Tausche die Worte »Meine Stimme ist …« gegen ein klares »Ich bin …« aus. Lies jeden Satz, den du zuvor über deine Stimme geschrieben hast, jetzt innerlich in dieser neuen Form. Beispiel: Aus »Meine Stimme ist kraftvoll« wird »Ich bin kraftvoll«. Diese Übung zeigt die tiefe Verbindung zwischen deiner Stimme und deinem Wesenskern. Deine Stimme ist kein isoliertes Werkzeug, sondern Ausdruck deines gesamten Seins und häufig gibt es zwischen Stimme und Persönlichkeit verblüffende Übereinstimmungen, die die Umwandlung der Aussagen in dieser Reflexionsübung sinnvoll machen. Was hast du für dich entdeckt? War es möglich, einige deiner Eigenschaften und Formulierungen von deiner Stimme auf deine Persönlichkeit zu übertragen?[3]

zu erweitern, ist es hilfreich und sinnvoll, anatomische und physiologische Zusammenhänge der Stimme zu verstehen.

Die Physiologie (aus dem Griechischen: *phýsis*, »Natur«, und *logos*, »Lehre« oder »Vernunft«) ist die Wissenschaft von der Funktionsweise der Lebewesen. Die Stimmphysiologie beschäftigt sich demnach mit der Funktionsweise der Stimme. Diese ist komplex, da sie das Zusammenspiel zwischen vielen körperlichen und geistigen Arealen umfasst und auch die seelische Verfassung des Sprechenden eine Rolle spielt. Die Anatomie (aus dem Griechischen: *anatémnein*, »schneiden« oder »zerteilen«) ist die Wissenschaft vom Aufbau des Körpers, die es uns ermöglicht, auf ein umfassendes Wissen über die grundsätzlichen Bauelemente des Körpers und des Stimmapparates zuzugreifen.[4] Wir werden uns im zweiten Kapitel einige Grundlagen aus diesen beiden Wissenschaften ansehen, damit du noch detaillierter verstehst, was in deinem Körper vor sich geht, während du sprichst. Denn Wissen nährt dein Bewusstsein und aus deinem Bewusstsein erwächst neues Wissen und tieferes Verstehen.

STIMME UND STIMMUNGEN, GEFÜHLE, BEDÜRFNISSE

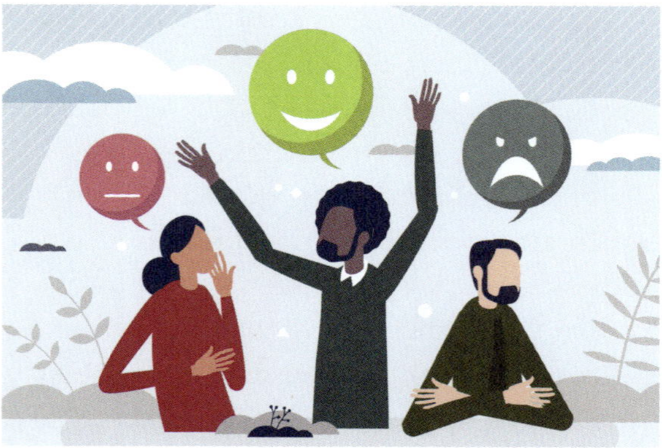

Deine Stimme gibt deine Emotionen und Stimmungen preis und beeinflusst gleichzeitig die Gefühlslage der anderen.

Wenn du begeistert bist, hört man das an deiner Stimme, sie sprüht und explodiert förmlich, klingt energiegeladen und voll. Deine Gefühle und Stimmungen werden über deine Stimme nicht nur transportiert, sondern auch ausgedrückt und wahrnehmbar gemacht. Du teilst dich und deine

Gefühle über deine Stimme mit. Andere Menschen in deiner Gesellschaft merken, dass deine Stimme brüchig oder dünn klingt, wenn du traurig und enttäuscht bist. Oder kraftvoll, freudig und laut, weil du gerade das erste Mal frei im Kopfstand stehen konntest. Deine Stimme spielt eine zentrale Rolle in der zwischenmenschlichen Kommunikation. Sie beeinflusst, wie du auf andere wirkst und wie sie auf dich reagieren. Auch wenn Menschen über den Inhalt etwas anderes transportieren wollen, ihre Stimme ist sehr häufig ein verlässlicher Indikator dafür, wie sie sich gerade wirklich fühlen, was sie wirklich sagen oder nicht sagen wollen, denn Stimme ist ehrlich und spricht für sich. Sie ist ein direkter Kanal für Emotionen. Gefühle wie Freude, Trauer, Wut oder Angst spiegeln sich oft unbewusst in Tonfall, Lautstärke und Sprechrhythmus wider.

Diese Qualität deiner Stimme entfaltet sich in zwei grundlegenden Dimensionen, deine Stimme ist sozusagen gleichzeitig Thermometer und Thermostat der emotionalen Raumtemperatur: Sie zeigt emotionale Energien nicht nur an, sondern sie reguliert diese auch. Einerseits offenbart deine Stimme also deine eigene Gefühlslage, andererseits kannst du durch Variationen in deiner Stimme auch bestimmte Gefühle bei den Zuhörenden oder deinen Yogaschülerinnen und Yogaschülern hervorrufen, regulieren oder verstärken. Du hast dadurch eine einflussreiche Position und eine gewisse Macht über andere. Mit einem warmen stimmlichen Ausdruck kannst du zum Beispiel Spannungen lösen und Vertrauen schaffen. Nutze diese eindrucksvolle Kraft deiner Stimme, um die Teilnehmenden respektvoll und verantwortungsbewusst anzuleiten.

SPRACHE IST AUSDRUCK, APPELL UND DARSTELLUNG

Der Macht deiner Stimme und der Macht deiner Sprache wirst du dir im Alltag vor allem dann bewusst, wenn du auf eine unerwartete Gegenreaktion stößt. Denn meist verwendest du dein Werkzeug Sprache unreflektiert und völlig selbstverständlich und zum Glück musst du nicht jeden Tag aufs Neue über deine Sprache und ihre Regeln nachdenken. Deine Sprache ist dabei ein wahres Multitasking-Talent und erfüllt täglich viele verschiedene Funktionen für dich, wovon wir uns im Folgenden drei genauer anschauen wollen: den Ausdruck, den Appell und die Darstellung.

DER AUSDRUCK

Neben dem Klang deiner Stimme steht dir zum Ausdruck deiner Gefühle ein weiteres kraftvolles Instrument zur Verfügung: die bewusste Wahl deiner Worte. Du strahlst und jubelst: »Wow! Ich bin so stolz! Nach jahrelangem Üben habe ich gerade frei im Kopfstand gestanden!« Du drückst deinen inneren Zustand in Worten aus. Wenn Kommunikation gelingt, passen deine Stimme und deine (Körper-)Sprache zusammen. In wechselseitiger Beziehung stehen sie immer und irritierend wird es für die Zuhörenden dann, wenn Stimme und Inhalt nicht zueinander passen, wenn du zum Beispiel kaum hörbar und mit dünner, brüchiger Stimme flüsterst: »Unglaublich, ich habe gerade frei im Kopfstand gestanden.« Auch Sprache ist also, wie deine Stimme, Ausdruck und Kundgabe deiner Gefühle und Gedanken. Über sie trittst du mit deinem Kommunikationspartner oder deiner -partnerin in Beziehung. Häufig hast du dabei eine Erwartung oder einen Wunsch an dein Gegenüber: einen Appell.

DER APPELL

Wenn du eine Erwartung an deinen Kommunikationspartner hast, dann appellierst du an ihn und forderst zu etwas auf. Dieser Appell kann explizit ausgesprochen, also in Worten formuliert, aber auch unausgesprochen sein. Wenn du über deinen Kopfstand jubelst, erwartest du, dass dein Gegenüber sich mit dir freut, Komplimente ausspricht oder dich umarmt, wenn ihr euch nahe seid. Auch wenn du nicht direkt aussprichst: »Bitte freue dich jetzt mit mir!«, wird im Normalfall der Funke auf deine Mitmenschen überspringen.

Wenn dein Gegenüber in dieser Situation nicht auf dich reagiert, stumm und unbewegt bleibt, wäre die Kommunikation gestört und nicht gelungen. Die Funktion deiner Sprache wäre nicht erfüllt, du würdest dich irritiert und unwohl fühlen. Diese beiden Funktionen, Ausdruck und Appell, unterstreichen deutlich, wie wichtig Sprache für die soziale Interaktion und die Verbindung und Beziehung zu anderen Menschen ist. Verbindungen in unseren Begegnungen und Beziehungen brauchen aktiven Ausdruck, um menschlich und spürbar zu sein.

DIE DARSTELLUNG

Eine dritte Funktion deiner Sprache ist die reine Information, das Darstellen von Sachverhalten. Das bedeutet, dass du dich immer auf einen Sachverhalt oder einen Gegenstand beziehst, wenn du sprichst. Beim Kopfstand wäre das die rein inhaltliche Ebene mit der sachlichen Information, dass du jahrelang für ihn geübt hast und heute nicht umgekippt bist.

Diese drei Funktionen der Sprache, Ausdruck, Appell und Darstellung, stehen immer miteinander in Beziehung und sind gleichzeitig aktiv, während du sprichst. Der einflussreiche deutsche Sprachpsychologe und Philosoph Karl Bühler (1879 bis 1963) hat unser Denken darüber geprägt. Er bezeichnet aktives Sprechen als Handeln. Wenn du sprichst, übermittelst du dabei nicht nur Information, sondern gestaltest aktiv deine Realität und steuerst soziale Interaktionen. Häufig stehen dabei ein oder zwei Funktionen im Vordergrund, je nachdem, in welcher Situation du dich gerade befindest.[5]

Wenn du Yoga lehrst, stehen für dich in deinen Stunden vor allem die Funktion des Appells und der Darstellung im Fokus. Du möchtest deine Schülerinnen und Schüler im Unterricht zum Beispiel auffordern, in den Krieger II zu kommen. Das heißt, die Appellfunktion übernimmt das Steuer und du beginnst deine Ansage vielleicht mit: »Komm in eine beinlange Grätsche, drehe den rechten Fuß um 90 Grad aus. Mit der Ausatmung beuge sanft das rechte Knie. Achte darauf, dass dein Knie direkt über dem Sprunggelenk bleibt.« Du drückst damit einerseits aus, was du in diesem Moment von den Teilnehmenden möchtest (= Appell). Gleichzeitig bezieht sich deine Ansage aber auch auf den reinen Sachverhalt Krieger II (= Darstellung) und du übermittelst die Information, dass das Knie des vorderen Beines nicht nach innen oder nach vorn über die Zehen wandern sollte. Die genaue Darstellung des Sachverhalts ist im Yoga wichtig, um den Schülerinnen und Schülern Sicherheit zu geben und Verletzungen und Überlastungen zu vermeiden. Um diese darstellende Funktion der Sprache verantwortungsvoll wahrnehmen zu können, hast du dir in deiner Ausbildung und darüber hinaus fundiertes Fachwissen angeeignet und bereitest dich gut auf deine Stunden vor.

In deinem Unterricht geht es im Sinne des eigenen Ausdrucks weniger um deine eigene emotionale Befindlichkeit, sondern vielmehr darum, deine subjektive Idee und Botschaft und deine Hingabe an Yoga auszudrücken, um deinen Schülerinnen und Schülern eine Erfahrung zu ermöglichen. Diese Form des Ausdrucks bringt etwas zutiefst Befreiendes mit sich: Es geht nicht um dich, deine Performance und deine Gefühle als Yogalehrerin oder Yogalehrer, es geht um deine Botschaft, um die Weisheit des Yoga selbst und um die Erfahrung deiner Schülerinnen und Schüler. Du bist der Kanal, nicht die Quelle. Du lässt die Essenz des Yoga durch dich fließen, während die Teilnehmenden ihr Innerstes entdecken. Du erfährst dazu mehr im dritten Kapitel. Eine gute Performance im engeren Sinne von guter Vorbereitung, Leidenschaft, Präsenz und Empathie wirkt in deinen Stunden natürlich immer inspirierend.

SPRACHE IN VERSCHIEDENEN KONTEXTEN

In deinen Yogastunden sprichst du als Yogalehrerin oder Yogalehrer anders als mit einer Freundin im Café. Du verwendest andere Begriffe und Worte, deine Sprachmelodie und dein Tempo, aber auch deine innere Haltung sind anders als deiner Freundin gegenüber. Das ist wichtig und richtig, denn in jedem Kontext, in jeder Situation sprechen Menschen unterschiedlich. Der

Bundeskanzler formuliert bei einer Pressekonferenz anders als ein Vater, der seine Kinder ins Bett bringt, und dieser wiederum spricht wahrscheinlich mit jedem seiner drei Kinder unterschiedlich. Du kannst deine Sprache also variieren, verändern und anpassen, je nach Situation oder Gesprächspartner. Jeder Mensch gleicht seine Sprache so immer wieder aufs Neue an und verwendet im Lauf seines Lebens viele verschiedene Varianten seiner Sprache, abhängig davon, mit wem, wo und worüber er spricht und in welcher Situation und in welchem Zustand er und sein Gegenüber sich gerade befinden.

Als Yogalehrerin oder Yogalehrer begibst du dich auf deine persönliche Expedition, um deinen eigenen, authentischen Ausdruck im Kontext »Yoga« zu finden. Du verwendest in deinen Stunden dazu ein eigenes Wording, also andere Wörter oder Formulierungen als im Alltag, und erschaffst einen sprachlichen Raum, der sich vom Alltäglichen löst und der Tiefe der Praxis dient. Deine Sprache im Yoga ist wie ein Garten, den du selbst pflegst. Du wählst bewusst, welche Worte dort blühen dürfen, welche Ausdrücke Wurzeln schlagen, welche Formulierungen Früchte tragen. Vor allem zu Beginn deiner Tätigkeit als Yogalehrerin oder Yogalehrer ist das gewöhnungsbedürftig, deine Worte kommen dir vielleicht manchmal sperrig oder fremd vor und du hörst und spürst deine Sprache stärker als normalerweise, wenn dieser Kontext neu für dich ist. Diese Erfahrung ist der beste Nährboden für deine Sprache! Sei geduldig und achtsam, gerade zu Beginn deiner Tätigkeit, und lass dir Zeit, dich in deiner neuen Yogasprache zurechtzufinden. Mit jeder Yogastunde, die du unterrichtest, wächst dein natürlicher Ausdruck – organisch, lebendig und authentisch.

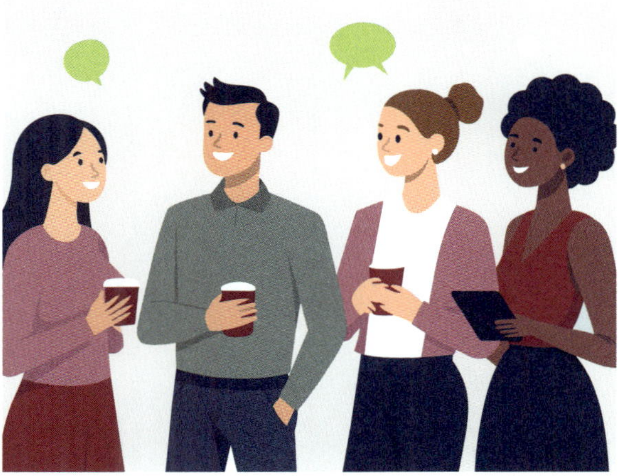

Das Variieren von Sprache ist ein wichtiger Aspekt der Kommunikation: Du passt sie immer wieder neu an.

2

Anatomie der Stimme

KÖRPER

Was ist deine Stimme eigentlich genau? Woher kommt sie? Was braucht sie? Du bist der Ursprung, die Quelle deiner Stimme. Als Mensch hast du die Fähigkeit, aus deinem Inneren heraus Töne und Laute zu erzeugen. Auch Hunde haben diese Möglichkeit. Wie wir uns in Bezug auf die Sprache aber grundlegend von ihnen unterscheiden, darüber später mehr.

In diesem Kapitel wirst du erfahren, wo und wie deine Stimme entsteht, welche Besonder- und Eigenheiten sie hat und welche Körperteile dabei eine wichtige Rolle spielen. Der Fokus liegt hier auf den für die Stimmproduktion wesentlichen Körperregionen. Denn mit ein paar Grundlagen kannst du das Bewusstsein für deine Stimme schärfen, um deinen Stimmgebrauch zweckmäßiger und entspannter zu gestalten. Du wirst hierzu die drei Säulen der Stimme »Körper, Artikulation und Atmung« genauer kennenlernen und zwölf hilfreiche Tipps zur Stimmpflege erhalten. Am Ende dieses Kapitels findest du außerdem sechs praktische Übungen, um das Gelesene in deinen Körper zu bringen.

Wo genau entsteht nun deine Stimme im Körper? Wo werden deine Töne erzeugt? Auf diese Frage gibt es eine ziemlich eindeutige Antwort, der wir uns erst einmal ausführlich widmen wollen. Im Folgenden erfährst du dann Stück für Stück mehr über alle Bereiche deines Stimm- und Haltungsapparats, die für die Anatomie der Stimme wichtig sind: der Kehlkopf, die Wirbelsäule mit Brustkorb und Lunge, das Becken und der Beckenboden, der Rachen-, Mund- und Nasenraum.

Noch eine grundsätzliche Anmerkung, bevor wir uns gleich beinahe schon medizinisch der Anatomie und Physiologie der Stimme zuwenden. Wenn wir diese beeindruckenden Aspekte der Stimme hier zunächst isoliert betrachten, so ist Stimme doch immer ein hochkomplexes Zusammenspiel aus psychischen, energetischen und körperlichen Funktionen einer Person in Wechselwirkung mit ihrem Umfeld und »alle Merkmale und Eigenschaften der Ganzheit Stimme entstehen in den Wechselbeziehungen«[6]. Wenn du also eine Eigenschaft deiner Stimme veränderst, so hat das immer Auswirkungen auf das große Ganze und auf andere Bereiche deiner Stimme. Die Art, wie du deinen Körper hältst, wirkt sich zum Beispiel unmittelbar auf deine Atmung und deine Selbstsicherheit aus. So zeigt sich in jeder einzelnen Qualität deiner Stimme ihre gesamte Lebendigkeit. Nichts existiert isoliert – alles ist verbunden, alles wirkt zusammen.

DER KEHLKOPF

Deine Stimme wird in deinem Kehlkopf erzeugt. Dessen fachliche Bezeichnung *Larynx* kommt vom altgriechischen Wort *larunx* und bedeutet so viel wie »Schlund« oder »Kehle«. Der Kehlkopf blickt auf eine ziemlich lange Forschungsgeschichte zurück. Unglaublich: Bereits im 15. Jahrhundert fertigte Leonardo da Vinci im Rahmen seiner anatomischen Studien erste Zeichnungen des Kehlkopfes an, die dessen einzelne Teile erstaunlich korrekt und detailliert abbilden. Bis ins 18. Jahrhundert wurde das Wissen um die Strukturen des Kehlkopfes dann von vielen klugen Anatomen erweitert und verfeinert. Mitte des 18. Jahrhunderts errang der französische Chirurg Antoine Ferrein den Durchbruch in der Kehlkopfphysiologie, indem er seine Versuche hauptsächlich an Hundekehlköpfen (!) durchführte. Ob er Hunde mochte oder nicht, muss hier ungeklärt bleiben. Monsieur Ferrein spürte an seinen Hunden in akribischer Forschungsarbeit jedenfalls Folgendes auf:

Er entdeckte die Stimmlippen als tonerzeugende Elemente und den Zusammenhang zwischen Atmung und Schwingung.[7] Das war nicht nur sensationell, sondern auch neu. Dank Herrn Ferrein und seinen Vierbeinern haben wir noch heute ein ziemlich klares Bild davon, wie innerhalb des Kehlkopfes die Töne erzeugt werden. Das schauen wir uns auf jeden Fall gleich noch genauer an, nachdem wir die Position und den Aufbau des Kehlkopfes durchleuchtet haben.

Lage und Position des Kehlkopfes im Körper

Von den Hunden zurück zu dir. Dein Kehlkopf liegt ungefähr in der Mitte deines Halses, direkt unter der Haut. Du kannst ihn vorsichtig mit deinem Zeigefinger auf der Vorderseite deines Halses ertasten. Du spürst eine leichte Erhöhung, den Adamsapfel, der bei Männern deutlich stärker ausgeprägt ist. Das ist also dein Kehlkopf! Hier wird deine einzigartige, ganz individuelle Stimme erzeugt. Hier ist der Sitz deines eigenen kleinen Tonstudios.

Dein Kehlkopf verbindet dabei den Rachen (oben) mit deiner Luftröhre (unten), die die Atmung ermöglicht, und ist somit ein wichtiger Teil des Atemtrakts. Bereits hier wird deutlich, dass Atmung und Stimmerzeugung untrennbar miteinander verbunden sind.

Dort, wo der Kehlkopf nach oben hin endet, beginnt dein Rachenraum. Spannend dabei: Dein Kehlkopf ist an dieser Stelle mit dem untersten Teil deiner Zunge verbunden. Von unten nach oben ergibt sich in dir also folgende Konstruktion: Luftröhre – Kehlkopf – Rachenraum mit Zunge.

Neben deiner Luftröhre gibt es in deinem Hals noch eine zweite Röhre, die zuständig für den Nahrungstransport ist: deine Speiseröhre. Sie verläuft direkt hinter dem Kehlkopf. An den Seiten flankieren den Kehlkopf deine Halsschlagadern und Halsvenen.

Der Kehlkopf liegt also etwa in der Mitte deines Halses, oder genauer positioniert: etwa auf Höhe deines fünften Halswirbels. Über die langen Halsmuskeln ist er auch mit der Vorder- und Rückseite des Brustkorbs verbunden. Durch Haltungsänderungen des Kopfes, des Brustkorbs oder der Schultern können diese Muskelketten in Funktionalität und Stellung beeinflusst werden. Den Haltungsapparat und die Wirbelsäule schauen wir uns im Anschluss genauer an.

Das Kehlkopfgerüst: ein Hohlorgan aus Knorpeln

Aber woraus besteht dieser Kehlkopf, wie ist er aufgebaut und wie genau kann in ihm die Stimme entstehen? Der Kehlkopf ist ein Hohlorgan, sein Knorpelgerüst umschließt den Hohlraum einer organisch geformten Röhre.

Ertaste gern noch einmal die leichte Erhöhung in der Mitte deines Halses. Das, was du dort berührst, ist der größte Knorpel des Kehlkopfes: der

Schildknorpel (in der Abbildung weiß dargestellt). Er ist beinahe wie ein Herz geformt und hat oben eine kleine Einkerbung.

Und das ist es auch, woraus der gesamte Kehlkopf besteht: Er setzt sich zusammen aus neun Knorpeln, die gemeinsam das sogenannte Kehlkopfgerüst bilden und durch Gelenke, Muskeln und Bänder miteinander verbunden sind:

- drei große Knorpel (Schildknorpel, Ringknorpel, Kehldeckel)
- zwei kleinere Stellknorpel
- vier sehr kleine Kehlkopfknorpel

Dein Kehlkopf als Ganzes ist beweglich. Wenn du schluckst, steigt er um zwei bis drei Zentimeter nach oben. Probiere es gern aus! Berühre deinen Schildknorpel und schlucke ein oder zwei Mal.

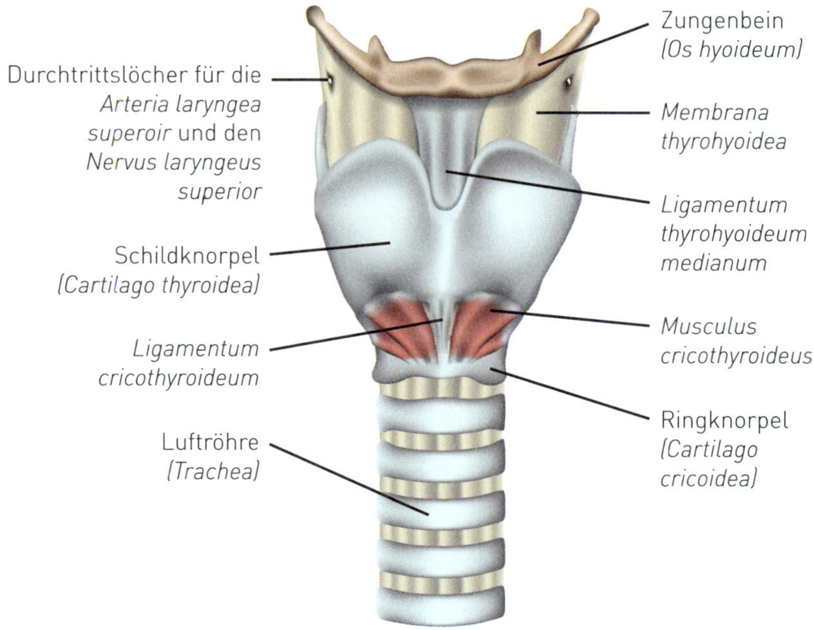

Der Kehlkopf ist die Verbindung von Rachen und Luftröhre. Das Hohlorgan besteht aus Knorpeln, die durch Bänder und Muskeln verbunden sind.

Also gut: Dein Kehlkopf besteht aus mehreren Knorpeln. Aber natürlich macht ein Haufen hübscher Knorpel noch keine Stimme. Da schwingt noch nichts, und um einen Ton zu erzeugen, brauchen wir Schwingung. Richtig, du ahnst es schon, dabei kommen die Stimmbänder ins Spiel.

Der Kehldeckel oder die Epiglottis

Vorher wollen wir uns aber noch einem echten Superstar, einem ganz besonders extravaganten Knorpel deines Kehlkopfes und einem wahren Meisterwerk der Evolution widmen: dem Kehldeckel oder der *Epiglottis.* Der Kehldeckel hat etwa die ovale Form eines Blütenblatts und kann den Kehlkopf, wie ein Deckel den Topf, von oben verschließen. Er kann auf- und zuklappen. Dieses Talent ist äußerst wichtig, um die Luftröhre zu schützen, damit kein Speichel und keine Nahrung hineingelangen. Denn diese Dinge gehören ja bekanntlich in die Speiseröhre.

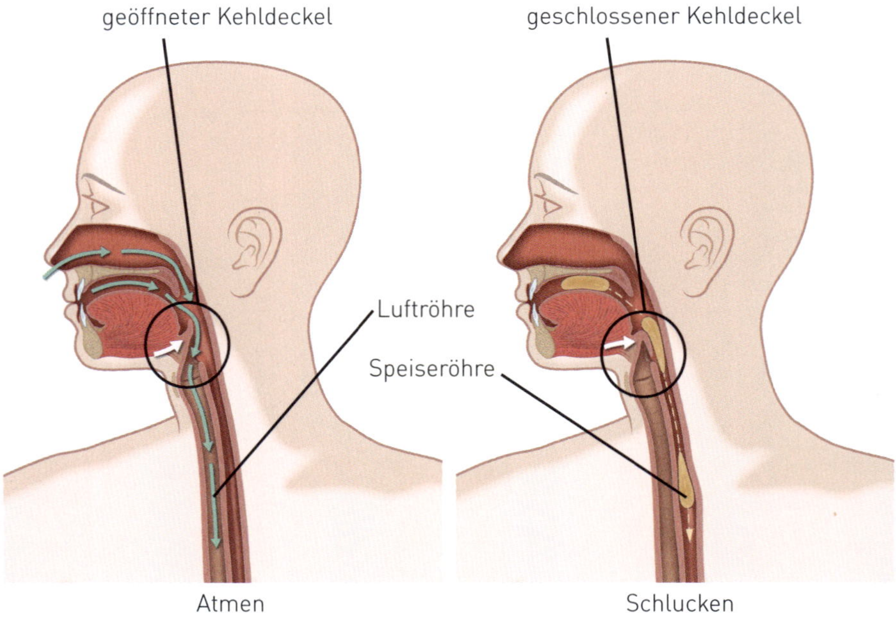

Beim Atmen steht der Kehldeckel aufrecht, um Luft durchzulassen. Beim Schlucken legt er sich als Schutz über die Luftröhre.

Wenn du noch einmal mit deinem rechten Zeigefinger deinen Schildknorpel an deinem Hals fühlst, so spürst du auch genau den Knorpel, an dem dein Kehldeckel vorn befestigt ist. Von der Einbuchtung des Schildknorpels (die Kerbe oben im Herz) legt sich der Kehldeckel dann waagerecht nach hinten – immer wenn du schluckst. Er schützt so deine Atemwege vor dem Eindringen von Fremdkörpern. Wenn du dich verschluckst, so ist diese Schutzfunktion kurzzeitig gestört und das Essen ist fälschlicherweise in der Luftröhre gelandet. Als Schutzreaktion deines Körpers musst du husten und meist ist dann schnell wieder alles an der richtigen Stelle.

Wenn du nicht schluckst oder normal ein- und ausatmest, steht dein Kehldeckel senkrecht nach vorn Richtung Schildknorpel, wie ein geöffneter Büchsendeckel, und die Luft kann in beiden Richtungen frei durch deinen Kehlkopf hindurchströmen.[8] Zwar ist es noch immer still, aber das wird sich gleich ändern!

DIE STIMMLIPPEN

Sie sind in der Geschichte der Stimme zumindest optisch mehr Frosch als Prinz: klein, schleimig und ohne Glitzer. Aber auch wenn der Glamour-Faktor gegen null tendiert, so erweist sich ihre Funktion als absolut königlich! Denn genau diese zwei unscheinbaren, je etwa anderthalb Zentimeter kleinen, schleimigen Bänder machen den Unterschied. Diese glitschigen Strukturen sind die wahren Stars unserer Stimme: Wenn sie in deinem Kehlkopf zu schwingen anfangen, erzeugst du Töne. So einfach geht das!

Aber der Reihe nach: Damit deine Stimmlippen überhaupt anfangen zu schwingen, braucht es erst mal eine Initialzündung, einen Reiz aus deinem Gehirn oder genauer gesagt: aus deinem motorischen Kortex. Dort beginnt es. Wenn du also einen Ton erzeugen willst, sendet dein Gehirn Signale an deinen Atem, dass er ein- und ausströmen soll. Bald kommt der Ausatem, der aus deiner Lunge zurück nach oben fließt, in Kontakt mit deinen beiden Stimmlippen, die aus drei Schichten bestehen. Um an dieser Stelle ganz genau zu sein: Das Stimmband *(Ligamentum vocale)* ist nur eine der drei

Schichten deiner Stimmlippe – neben der Oberfläche *(Stimmlippenepithel)* und der Verschiebeschicht. Deshalb ist der Terminus »Stimmband« eher umgangssprachlich. Fachsprachlich korrekt ist der Begriff »Stimmlippe«. Deine Stimmlippen (in der Abbildung weiß dargestellt) bestehen aus Bindegewebe, den mit Schleimhaut überzogenen Stimmbändern und dem Vocalismuskel *(Musculus vocalis)*. Sie liegen waagerecht im Kehlkopf.

Und ja, wieder ist es der prominente, tastbare Schildknorpel, an dem sie vorn ansetzen, um sich dann nach hinten zu den kleinen Stellknorpeln deines Kehlkopfs zu spannen. Durch Drehung und Verschiebung der Stellknorpel entsteht zwischen den Stimmlippen eine variable Öffnung, die unabdingbar für die Erzeugung von Tönen ist: Diesen Raum zwischen den Stimmlippen nennt man *Glottis* oder Stimmritze.

Wie du bereits weißt, ist der Kehlkopf oben an die Luftröhre angeschlossen. Beim normalen Atmen fließt die Luft also bei geöffnetem Kehldeckel bequem durch den geöffneten Zwischenraum zwischen den Stimmlippen hindurch. Beim Sprechimpuls schließen sich dann die Stimmlippen. Sie sind jetzt so nah beieinander, dass sie sich berühren, und die Ausatemluft, die nach oben entweichen will, staut sich.

Da die Glottis geschlossen ist, entsteht unter ihr ein Luftdruck, der sogenannte subglottische Druck. Der Druck erhöht sich, er überwindet den Widerstand der geschlossenen Stimmlippen und diese öffnen sich wieder. Sie werden durch die Luft in Schwingung versetzt. Der Luftdurchtritt durch die Glottis erfolgt in kleinen Portionen. Der austretende Atemstrom wird gewissermaßen in einzelne kleinere Luftscheiben oder Luftstöße zerteilt, bis er die Stimmlippen ganz passiert hat. Schließlich sinkt der subglottische Druck wieder und alles beginnt von vorn.

Dies wiederholt sich beim Sprechen mehrere hundertmal pro Sekunde – ein wahrhaft faszinierender Vorgang, der völlig automatisch und meist unbemerkt abläuft. Die Präzision dabei ist erstaunlich: Bei einem hohen Ton schwingen die Stimmlippen sogar bis zu tausendmal pro Sekunde.

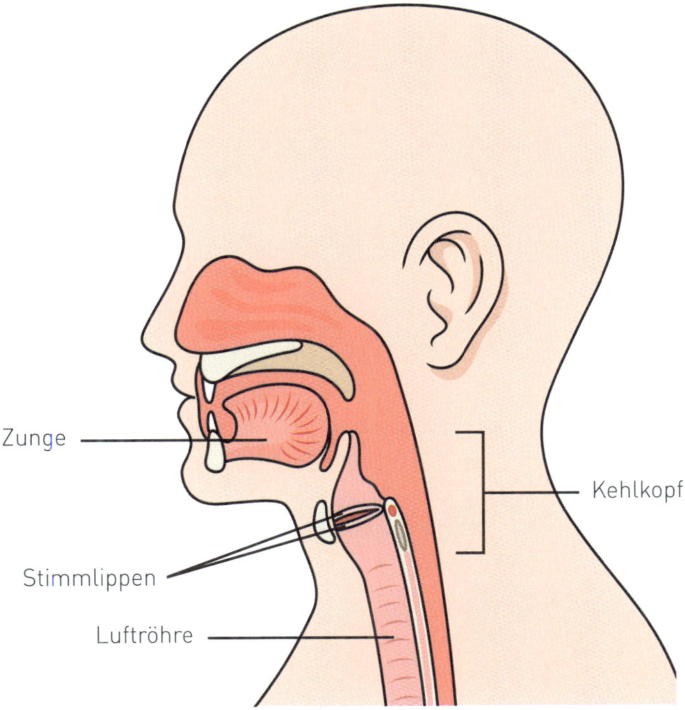

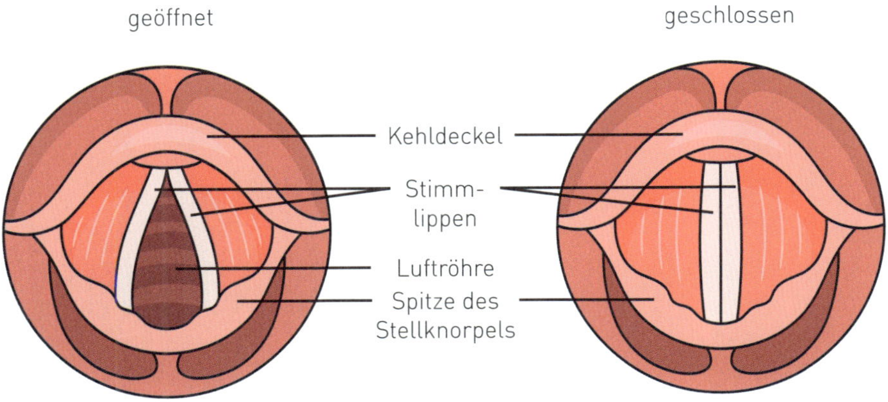

Die Stimmlippen in geöffneter und geschlossener Position und ihre Lage im Kehlkopf

Mit bloßem Auge wäre dieses Öffnen und Schließen der Stimmlippen nicht erkennbar, da es in Bruchteilen von Sekunden geschieht. Wie häufig diese Bewegung in der Sekunde passiert, wird in der Einheit Hertz (Hz), benannt nach dem deutschen Physiker Heinrich Hertz, gemessen. Die Schwingungsfrequenz einer Frau liegt bei etwa 200 Schwingungen pro Sekunde, manchmal sogar bei über 1000 Schwingungen bei höheren Sopranstimmen.[9] Das Spektrum des Bereichs, in dem du als Mensch hören kannst, ist groß. Die untere Grenze deines Hörbereichs liegt etwa bei 16 Hertz bei sehr tiefen Tönen und die Obergrenze bei 20 000 Hertz bei sehr hohen Tönen. Als besonders angenehm empfinden wir Menschen den Bereich, in dem auch die menschliche Sprache liegt, das sind Töne zwischen 500 Hertz und 4000 Hertz.[10] Es gibt besondere Frequenzen, denen heilende Wirkung zugeschrieben wird. Alternativmedizinische Methoden wie die Klangheilung bedienen sich dieser therapeutischen Frequenzen. In der Klangschalentherapie wird zum Beispiel die heilende Frequenz von 432 Hertz verwendet, um positiven Einfluss auf Körper und Geist zu nehmen und An- und Verspannungen abzubauen.

Von den verschiedenen Frequenzen zurück zu den Fröschen: Im Laufe deines Lebens wachsen deine Stimmlippen und dein Kehlkopf. Bei Jungen kommt es durch Unregelmäßigkeiten im Wachstum zum Stimmbruch. Die Stimmlippen werden dicker und länger und somit die Stimme tiefer. Bei Jungen etwa eine Oktave, bei Mädchen nur zwei bis drei Töne. Ausgewachsene Stimmlippen sind bei Frauen etwa 1,3 bis 2 Zentimeter, bei Männern 1,7 bis 2,4 Zentimeter lang.

Wir fassen noch einmal zusammen: Die Stimmlippen in deinem Kehlkopf öffnen sich durch den subglottischen Druck der ausgeatmeten Luft und werden so in Schwingung *(Oszillation)* versetzt. So werden Töne erzeugt. Dieser Vorgang ist vergleichbar mit einem Gummiband, das du spannst und zum Schwingen bringst. Die Frequenz dieser Schwingungen bestimmt die Tonhöhe – je schneller deine Stimmlippen schwingen, desto höher der Ton. Aber hier halten wir die Luft erst mal an und beenden vorläufig ihren Weg. Später geht es genau an dieser Stelle im Abschnitt »Artikulation« ab Seite 58 weiter.

EXKURS ZUR ENERGETISCHEN ANATOMIE

Wie bereits erwähnt, geht Stimmarbeit immer weit über das rein Körperliche hinaus und Stimme kann sich nur voll entfalten, wenn die Energie frei fließt. Stimme und Yoga können hier eine vielversprechende Symbiose eingehen. Denn auch im Yoga kommt dem Energiefluss, also dem Zirkulieren und Verteilen der Energie im Körper, signifikante Bedeutung zu. Der unsichtbare, immaterielle Energiekörper ist dabei weiter und größer als die rein physische, sichtbare Präsenz. Die Philosophie des Yoga beschreibt den Aufbau und die Funktionsweise des vielschichtigen Energiekörpers sehr differenziert und genau. Energiefelder *(Vayus)*, Energiezentren *(Chakras)* und Energiebahnen *(Nadis)* sind die wichtigsten Bestandteile des Energiekörpers. Zwei der physischen Körperregionen, der Kehlkopf und das Becken, die wir in diesem Buch in Bezug auf die Stimme anatomisch genauer betrachten, repräsentieren dabei auch wichtige Energiezentren oder Chakras im menschlichen Körper.

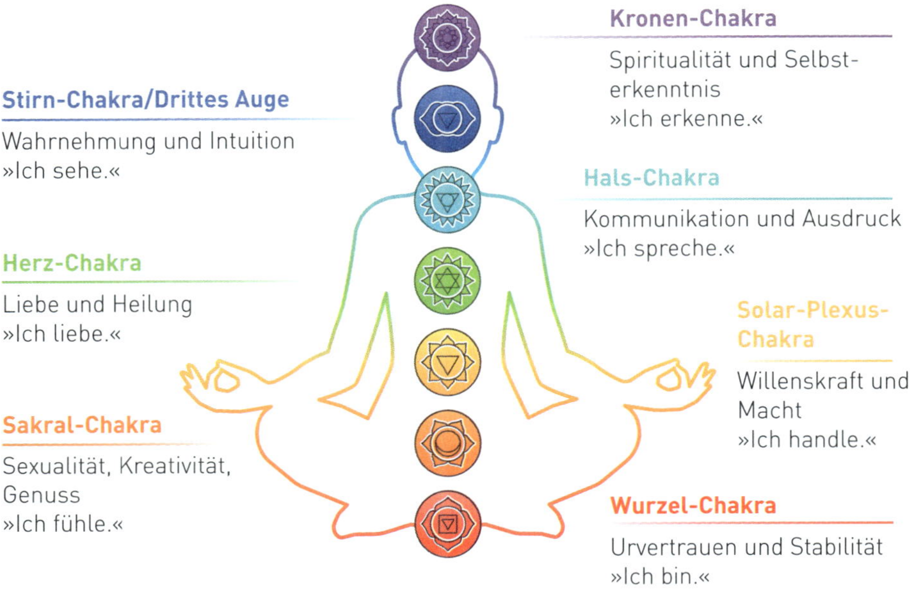

Die sieben Chakras als Zentren des Energiekörpers und ihre Bedeutung und Lage im Körper

Das Hals-Chakra

Im Yoga geht man davon aus, dass der Mensch sowohl einen physischen als auch einen energetischen Körper hat. Prana, die Lebensenergie, fließt dabei in einem komplexen Netzwerk aus Abertausenden von Nadis (Energiebahnen) durch unseren Körper. Einen Punkt, in dem sich eine Vielzahl von Nadis zu einem energetischen »Verkehrsknotenpunkt« trifft und verbindet, nennt man Chakra oder Rad. Diese energetischen Zentren repräsentieren das gesamte psycho-spirituelle Spektrum des Menschen. In der modernen Psychologie werden sie oft als Metaphern für verschiedene Aspekte des menschlichen Bewusstseins und der Persönlichkeitsentwicklung betrachtet und können als Werkzeug zur Selbstreflexion und persönlichen Entwicklung dienen.

Das Hals-Chakra, oder auch *Vishudda Chakra*, ist das fünfte Chakra und auf Höhe des Kehlkopfes lokalisiert. Auch Kiefer, Nacken, Schultern, der obere Teil der Brust und die Schilddrüse sind dem fünften Chakra zugeordnet und mit ihm verbunden. Es steht für Kommunikation, Selbstausdruck und Wahrhaftigkeit und repräsentiert die Fähigkeit, innere Gedanken und Gefühle nach außen zu vermitteln. Wenn dein Hals-Chakra gut entwickelt ist, kannst du dich und deine Gefühle ausdrücken, deiner Intuition vertrauen und effektiv, klar und selbstbewusst kommunizieren. Die Suche nach Wahrheit und Authentizität ist das Thema der Menschen mit starkem Hals-Chakra. Dabei steht es als Bindeglied zwischen dem Wissen des Herzens und dem Wissen des Geistes.

Wiederkehrende Nasen-Nebenhöhlen-Entzündungen, Halsweh oder häufige Verspannungen im Nacken- und Schulterbereich, aber auch Zähneknirschen können auf körperlicher Ebene ein Indiz dafür sein, dass dein Hals-Chakra blockiert ist. Auf mental-emotionaler Ebene sind Menschen mit schwachem Hals-Chakra oft unsicher oder schüchtern und können sich schwer ausdrücken. Oder aber sie neigen dazu, andere nicht zu Wort kommen zu lassen, in Grund und Boden zu reden, zu lügen oder zu manipulieren.

So kannst du dein Hals-Chakra im Alltag harmonisieren und aktivieren:

- Praktiziere Asanas, die sich auf die Kehle und auf den Hals-, Schulter- und Nackenbereich auswirken.
- Übe als Pranayama *Ujjayi*, eine Atemübung mit verengter Stimmritze.
- Führe Tagebuch, praktiziere Journaling oder kreatives Schreiben und schreibe über deine Erlebnisse, Gedanken und Gefühle.
- Bring die Farbe Hellblau mehr in deinen Alltag.
- Chante das *Bija-Mantra* HAM neun Mal mit der Ausatmung.
- Pfefferminze, Salbei und Huflattich können als Tee heilend und ausgleichend auf dein Hals-Chakra wirken.[11]

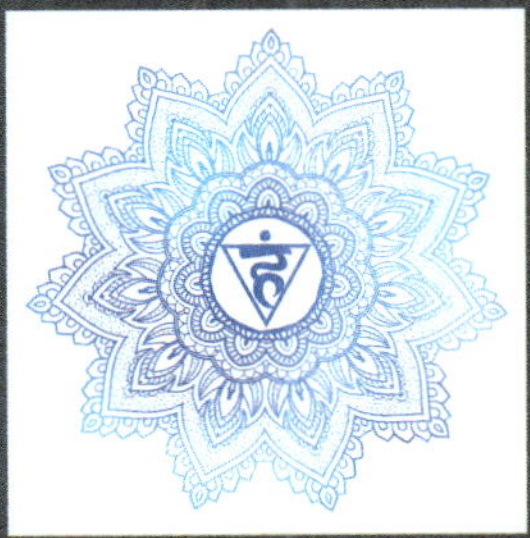

Das Hals-Chakra wird mit der Farbe Blau assoziiert und steht für Kommunikation, Selbstausdruck und Wahrhaftigkeit.

DER HALTUNGSAPPARAT

Deine Stimme hängt intensiv mit deiner Haltung zusammen, sowohl mit deiner inneren als auch mit deiner äußeren. Probiere es gern aus: Leg dein Kinn auf die Brust und sage voller Überzeugung: »Yoga rettet die Welt!« Und? Klingt nicht ganz so kraftvoll, oder? Und überzeugend dann leider auch nicht. Die Worte kommen nicht aus dem Brustton der Überzeugung, dein Körper zeigt nicht die passende Haltung für die Aussage und das schwächt auch die innere Haltung.

Es geht einerseits um deine innere Haltung im Sinne deiner Überzeugung und Klarheit des Geistes, deiner Präsenz und deines Selbstbewusstseins, andererseits tatsächlich um deine körperliche äußere Haltung. Beides steht miteinander in Verbindung und beeinflusst und bedingt sich gegenseitig. Deine Stimme wird geprägt von dem Gefäß, das du ihr gibst: Die Aufrichtung deines Körpers und die Klarheit deines Geistes verschmelzen zu einem Klang, der dein wahres Wesen trägt. Wenn du dir deiner Sache sicher bist, wird es dir leichter fallen, auch äußerlich in deine volle Größe zu wachsen, mit jedem Zentimeter deines Körpers Raum einzunehmen und dich mit selbstbewusster, aufrechter Haltung auszudrücken.

Eine gute Körperhaltung wirkt sich immer positiv auf die Stimme aus. Wobei neben der reinen Kräftigung und Mobilisierung auch das Körperbewusstsein und die Entspannung und Lockerung der Muskulatur in den Fokus rücken, wenn es um die Arbeit mit und an der Stimme geht. Großartig! Als Yogini oder Yogi bist du auf diesem Gebiet bestens bewandert, du hast eine verfeinerte Wahrnehmung deines Körpers und grundlegendes Wissen im Bereich der Yogaanatomie.

Im Folgenden werde ich dir einen kompakten anatomischen Überblick geben. Der Fokus soll dabei auf den für die Stimme relevanten Strukturen vor allem des Haltungsapparates liegen. »Apparat« bedeutet diesbezüglich medizinisch gesehen die Gesamtheit der funktionell zusammengehörigen Organe und Strukturen. Die Grundfunktionen des Haltungsapparates sind: die Stützfunktion, die Bewegungsfunktion, die Schutzfunktion, die Stabilisierungsfunktion und die Dämpfungsfunktion. Hierfür wirken die stützende Knochenstruktur, die inneren Organe und die Haltemuskulatur zusammen.[12] Knochen, die für eine aufrechte Haltung sorgen, sind die Knochen der unteren Extremitäten, die Wirbelsäule und das Becken. Wir werden uns hier vor allem auf die Wirbelsäule und das Becken fokussieren.

Noch eine Anmerkung, bevor es losgeht: Immer wieder betrachten wir den Körper hier in seine einzelnen Teile zerlegt, manch größere Einheit sogar als »Apparat« oder »System«. Dies fußt immer auf dem grundlegenden Verständnis, dass im Menschen alles miteinander wechselseitig in Beziehung steht und als Teil eines großen Ganzen voneinander abhängt und miteinander verbunden ist. So brauchen zum Beispiel der äußere Haltungsapparat und die Wirbelsäule für eine klare Stimme eine gute innere Überzeugung, einen wachen und klaren Geist und natürlich auch ein Herz-Kreislauf-System zur Durchblutung und Sauerstoff aus dem Atemapparat, den der Haltungsapparat wiederum maßgeblich beeinflusst.

Alles hängt im Körper mit allem zusammen. Anatomisch gesehen könnte dein Haltungsapparat ohne deine Wirbelsäule schlichtweg nicht funktionieren, daher wollen wir der Wirbelsäule, deiner knöchernen Mittelachse, hier besondere Aufmerksamkeit schenken. Sie verbindet deinen Kopf mit dem Becken und umschließt als dein zentrales Stützorgan das im Wirbelkanal liegende Rückenmark. Dieses bildet zusammen mit deinem Gehirn das zentrale Nervensystem.

An der Tonerzeugung ist deine Wirbelsäule nicht direkt beteiligt, sie hat bei der Stimmbildung dennoch eine wichtige Funktion, da sie den Stimm-, Atem- und Haltungsapparat trägt, hält und stützt. Eine gesunde, frei bewegliche Wirbelsäule ist einer guten Klangproduktion immer zuträglich. Dabei steht die Wirbelsäule beim Sprechen im Spannungsfeld zwischen ihrer natürlichen,

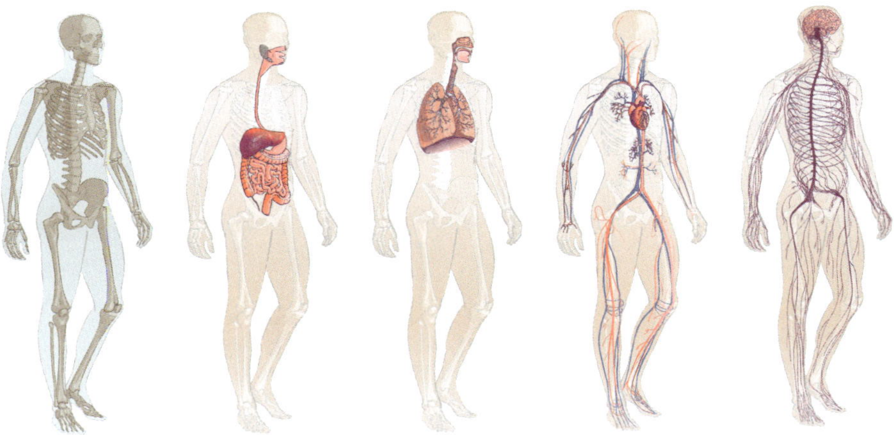

Die fünf Hauptsysteme des menschlichen Körpers: ein ausgeklügeltes Netzwerk, in dem jede Veränderung in einem System unweigerlich Auswirkungen auf alle anderen hat.

freien und gekrümmten Form – die unbedingt notwendig und gewünscht ist – und den bewusst herbeigeführten körperlichen Veränderungen, die eventuell notwendig werden, um die Stimme zu befreien. Wenn die Brustwirbelsäule sehr steif und wenig mobil ist, so können Drehungen und Dehnungen hilfreich sein, um mehr Geschmeidigkeit und Flexibilität in den Körper zu bringen und mehr Raum für die Stimme zu schaffen. Ein gutes Körpergefühl und ein bewusstes Ansteuern beziehungsweise Kontrollieren einzelner Abschnitte der Wirbelsäule wirken sich positiv auf Atmung und Klang aus.

Du kannst die Beweglichkeit deiner Wirbelsäule trainieren. Die uralte Kunst des Yoga bietet einen Schlüssel zur Vitalität deiner Wirbelsäule, denn im Yoga streben wir danach, diese knöcherne Mittelachse lang, beweglich und stabil zu halten. Die Gesundheit und Flexibilität der Wirbelsäule spielen der Stimmarbeit direkt in die Hände, indem sie den perfekten Resonanzraum schaffen.

In einer Yogaklasse ist es als Lehrperson auch aus diesem Grund sinnvoll, so wenig wie möglich selbst mit in die Asanas zu gehen, weil dann deine Stimme nicht frei schwingen kann. Wenn du dich in komplexe Haltungen begibst, wird dein wichtigstes Unterrichtswerkzeug – deine Stimme – in ihrer Entfaltung eingeschränkt. Wenn du den Herabschauenden Hund *(Adho Mukha Svanasana)* zum Beispiel aus dieser Position heraus ansagst, kann deine Stimme nicht in den Raum getragen werden. Das Gleiche gilt für das gestreckte Dreieck *(Utthita Trikonasana)* und letztlich alle weiteren Asanas: Ein Grundprinzip resultierend aus der Physiologie der Stimme ist, dass du als Yogalehrerin oder Yogalehrer nur dann selbst auf der Matte mitpraktizieren solltest, wenn es zwingend notwendig ist. Wenn du zum Beispiel Anfänger unterrichtest oder auf ein ganz spezifisches Merkmal, wie zum Beispiel die Innenrotation des hinteren Oberschenkels und die Stellung der Hüfte im Krieger I, hinweisen möchtest, so wirst du das eventuell vorzeigen wollen. Als Faustregel für eine gute, klare und empathische Stimme aber gilt, deine Ansagen so häufig wie möglich in einer freien, aufrechten Haltung im Stehen, Gehen oder Sitzen zu machen, unabhängig von der Asana, die deine Schülerinnen und Schüler gerade praktizieren. So kann der natürlichen Form deiner Wirbelsäule während des Sprechens Freiheit gelassen werden und dein Klang gut im Raum schwingen.

Die vier Abschnitte der Wirbelsäule

Die Wirbelsäule *(Columna vertebralis)* hat 24 bewegliche Wirbel, so viele, wie der Tag Stunden hat. Sie ist in vier große Abschnitte untergliedert, die jeweils eine unterschiedliche Anzahl an Wirbeln *(Vertebrae)* mit unterschiedlicher Größe aufweisen.

Abschnitt	gängige Bezeichnung	Anzahl der Wirbel	Krümmung
Halswirbelsäule	HWS	7	Lordose
Brustwirbelsäule	BWS	12	Kyphose
Lendenwirbelsäule	LWS	5	Lordose
Sakralwirbelsäule	Kreuzbein Steißbein	8 bis 10	Sakralkyphose

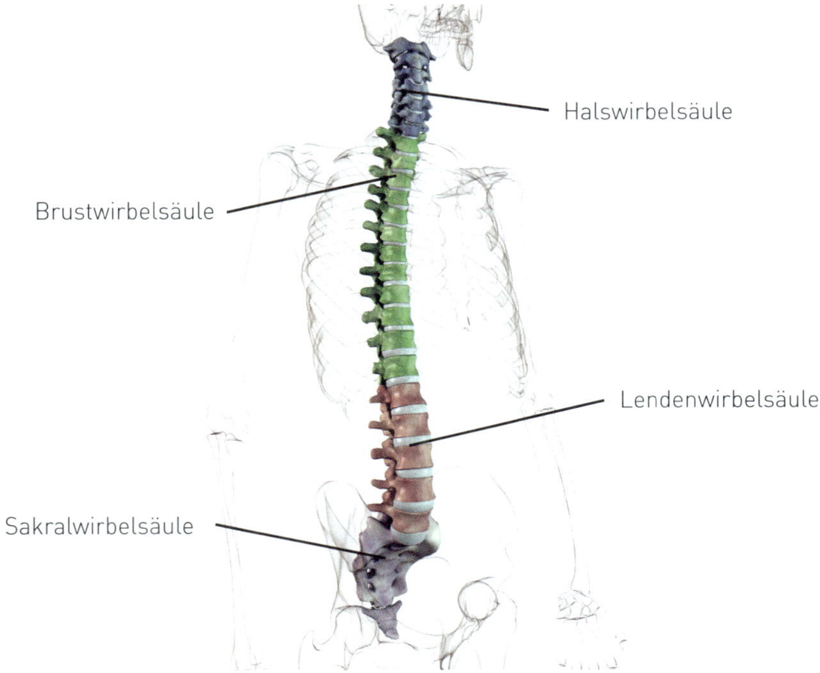

Die Wirbelsäule mit ihren vier Abschnitten

Zwischen den einzelnen Wirbelkörpern liegen elastische und federnde Bandscheiben *(Discus intervertebralis)*. Diese Bandscheiben dienen als Stoßdämpfer, sie nehmen bei Belastung an Dicke ab und bei Entlastung durch Flüssigkeitsaufnahme wieder an Dicke zu: »Infolge der druckabhängigen Flüssigkeitsverschiebungen im Bereich der Bandscheiben nimmt die Körperlänge im Laufe eines Tages um etwa 1 Prozent (1,5 bis 2,0 Zentimeter) der Ausgangslänge ab.«[13] Durch die Asanas im Yoga kannst du wunderbar Länge in deine Wirbelsäule bringen, größer werden, Raum schaffen in deinem Körper, um auch deine Stimme voll zu entfalten. Der Herabschauende Hund ist zum Beispiel eine effektive Möglichkeit, um die Extension deiner Mittelachse zu spüren und Druck von deinen Bandscheiben zu nehmen. Ist es nicht eine großartige Idee, sich durch diese Asana vor dem Sprechen wieder in seine volle Größe zu bringen und nicht geschrumpft dazustehen?

Die Halswirbelsäule

Jede Bewegung deiner Halswirbelsäule (HWS), jede sanfte Drehung, jede Neigung beeinflusst den Klang deiner Stimme. Als wichtiges Stützgerüst für den Vokaltrakt bei der Artikulation ist deine Halswirbelsäule essenziell. Dabei offenbart sich hier eine anatomische Meisterleistung der Natur:

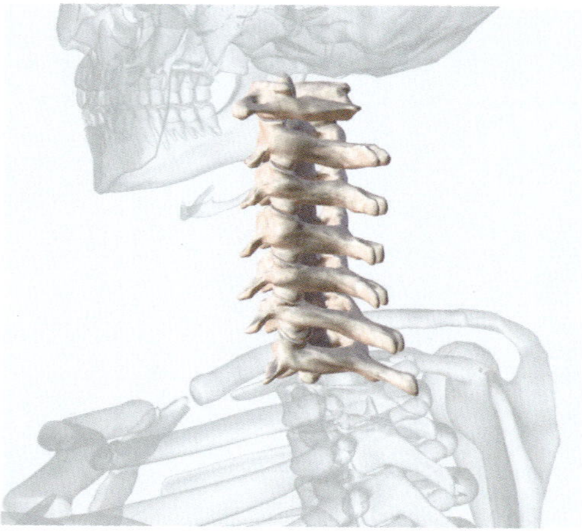

Die Halswirbelsäule hat großen Einfluss auf deine Stimme. Verspannungen können die Beweglichkeit deines Kehlkopfes einschränken.

Deine Halswirbelsäule besteht aus sieben Wirbeln (C1 bis C7). Sie sind die kleinsten der gesamten Wirbelsäule, dabei ist das Wirbelloch interessanterweise am größten, als schützender Raum für dein kostbares Rückenmark, die zentrale Schaltstelle deines Nervensystems. Dieser Kunstgriff der Evolution macht deine Halswirbelsäule zu einem wahren Bewegungswunder, sie ist der mobilste Teil deiner Mittelachse.

Dein Kopf kann sich drehen und wenden, vor, zurück und zur Seite neigen und in die Rotation gehen.

Dabei weichen der erste und der zweite Wirbel (*Atlas* und *Axis*) am stärksten von der Grundform aller anderen Wirbel ab, da sie die Hauptlast des Kopfes tragen und diesen beweglich halten. Ein dezentrierter oder fehlpositionierter Atlas (C1) verschiebt den gesamten Haltungsapparat und beeinflusst somit den ganzen Körper.

Auch deine Stimme wird durch die Position deines Kopfes auf dem Atlas beeinflusst. Probiere es gern aus: Senke noch einmal dein Kinn Richtung Brust, mach ein Doppelkinn und sage: »Yoga rettet die Welt!« Du spürst, dass dein Nasen-Rachen-Raum eng und undurchlässiger wird. Als Ergebnis klingt deine Stimme unfrei und gepresst. Die Haltung deines Kopfes wirkt sich so beim Sprechen auf deine Resonanzräume, aber auch auf deinen Unterkiefer und deine Zunge aus. Eine vorgeschobene Kopfhaltung belastet deine Stimme und deine Halswirbelsäule.

Genau dort, wo der fünfte Halswirbel seinen Platz hat, schwebt dein Kehlkopf – die Geburtsstätte deiner Stimme und dein persönliches Instrument des Ausdrucks. Die Halsmuskeln verbinden deine Halswirbelsäule und deinen Kehlkopf. Fehlhaltungen oder Verspannungen in deiner Halswirbelsäule können die innere Muskulatur deines Kehlkopfes und somit deine Stimme beeinträchtigen. Gerade die Muskulatur im Hals-, Schulter- und Nackenbereich reagiert sehr sensibel auf inneren und äußeren Stress. Durch die Arbeit an Laptop und Schreibtisch verspannt dieser Bereich zusätzlich durch die dabei meist gekrümmte Haltung. Wenn du Stimmprobleme hast, also häufig heiser bist oder einen Kloß im Hals hast, kann das auf verspannte Hals- und Nackenmuskeln und deren Faszien zurückzuführen sein. Entspannungs- und Lockerungsübungen für deine Hals-, Schulter- und Nackenmuskulatur sind dann Balsam für die Stimme. Du findest hierzu exemplarisch die zweite Körperübung »Schultern kreisen« im Abschnitt »Basisübungen für die Stimme«, die deinen gesamten Nacken- und Schulterbereich lockert.

Für die Stimmproduktion leistet der Hals und mit ihm die Halswirbelsäule, aber auch ihre komplexe Muskulatur, harte Arbeit. Eine gesunde Stimme basiert auf zwei wichtigen Aspekten der Halsmuskulatur: Zum einen ist ihre Stabilität durch gezielte Kräftigung entscheidend. Zum anderen spielt die Beweglichkeit des Halses eine ebenso wichtige Rolle. Diese kann durch regelmäßige Mobilisierungs-, Dehn- und Lockerungsübungen verbessert und erhalten werden. Beide Komponenten – Stabilität und Flexibilität – sind für eine gut funktionierende Stimme unverzichtbar. Eine ausbalancierte Halsmuskulatur ermöglicht außerdem eine präzise Regulierung des Luftdrucks bei der Stimmproduktion. Der Kopfnicker *(Musculus sternocleidomastoideus)*, der sich wie ein elegantes V an der Vorderseite deines Halses abzeichnet, hilft, das Ausatmen zu bremsen, und reguliert behutsam den Druck unterhalb deiner Stimmlippen. Dahinter gesellen sich die Skalenusmuskeln *(Musculi scaleni)* als Unterstützer dieser Druckregulierung hinzu.[14] Die Basis deines Schädels *(Basis cranii)* wird wiederum durch deine Halsmuskulatur stabil gehalten und mobilisiert. Sie gewährleistet, dass dein Kopf auf dem Hals stabil und im Gleichgewicht gehalten wird und nicht unkontrolliert nach vorn oder hinten kippt.

Hals, Kopf und Stimme sind also sehr eng miteinander verbunden und eine gesunde Halswirbelsäule ist fundamental für eine freie, mühelose Stimmgebung.

Die Brustwirbelsäule und der Brustkorb

Wenn es um deine Stimme geht, ist dieser Abschnitt der Wirbelsäule von großer Bedeutung, denn er ist sowohl bezüglich der Atmung als auch der Körperhaltung elementar bei der Stimmproduktion. Eine stabile und gleichzeitig frei bewegliche Brustwirbelsäule (BWS) ist für eine tragende Stimme essenziell.

Deine Brustwirbelsäule besteht aus zwölf Wirbeln (thorakale Wirbel: Th1 bis Th12), die nach unten zu den Lendenwirbeln hin immer höher und breiter werden. Zusammen mit den Rippen und dem Brustbein *(Sternum)* bilden sie den Brustkorb *(Thorax)*. Die Dornfortsätze der Brustwirbelsäule sind lang und stark nach unten abgeknickt, was zur Folge hat, dass die Brustwirbel stark verzahnt sind und wie Dachziegel aufeinanderliegen. Außerdem weisen auch die Querfortsätze eine Besonderheit auf: Sie zeigen nicht zur Seite, sondern sind nach hinten geklappt, um den Gelenken Fläche zu bieten. Die Beweglichkeit der Brustwirbelsäule ist hierdurch – im Gegensatz zur HWS – stark eingeschränkt, sodass die Stellung der Wirbel und Gelenke vor allem eine Drehung und eine Vorwärtsbeuge, dafür aber eine weniger ausgeprägte Seitbeuge und nur eine sehr geringe Rückbeuge zulässt.

Für deine Stimme kannst du die Brustwirbelsäule vor allem durch Drehungen *(Rotationen)* und Seitbeugen *(Lateralflexionen)* entsteifen und beweglicher machen. Wenn du sie dehnst und mobilisierst, erhöhst du ihre Beweglichkeit und nimmst so positiven Einfluss nicht nur auf deinen Bewegungsumfang, sondern auch auf deine Atmung und die Freiheit deiner Stimme. Im Yoga gibt es dazu viele verschiedene Drehungen im Liegen, Sitzen oder Stehen, die du hierfür hervorragend nutzen kannst. Im Abschnitt »Basisübungen für die Stimme« findest du als exemplarische Körperübung hierfür den Halben Drehsitz *(Ardha Matsyendrasana)*, eine intensive Rotation der Brustwirbelsäule im Sitzen. Probiere ihn gern aus, um die Drehung deiner Brustwirbelsäule zu spüren.

Auch der Brustkorb ist essenziell für die Stimmbildung. Der Brustkorb *(Thorax)* besteht aus der Brustwirbelsäule mit ihren zwölf Brustwirbeln auf der Rückseite, dem Brustbein *(Sternum)* auf der Vorderseite und den zwölf Rippenpaaren, die beides miteinander verbinden.

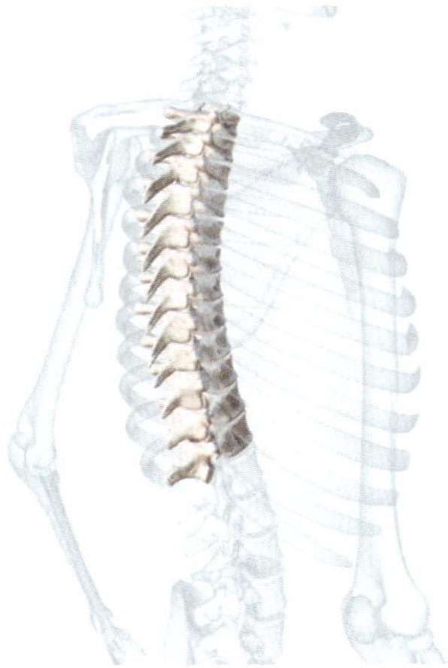

Wenn die Brustwirbelsäule mit ihren stark verzahnten zwölf Wirbeln beweglich und flexibel ist, freuen sich Atmung und Stimme.

Für die Stimmerzeugung ist der Brustkorb ein wichtiges Zentrum, da alle Muskeln deines Atemapparates mit ihm verbunden sind. Dein großer Atemmuskel, das Zwerchfell

(Diaphragma), liegt zwischen Brustkorb und Bauchraum. Du erfährst dazu bald mehr im Abschnitt »Atmung«. Außerdem befinden sich deine Zwischenrippenmuskeln *(Intercostalmuskeln)*, wie ihr Name schon verrät, zwischen den Rippen – sie heben und senken den Brustkorb beim Atmen. Auch dein wichtigstes Atemorgan, die Lunge, ist in deinen Brustkorb eingebettet. Die Position und der Bewegungsumfang von Brustwirbelsäule und Brustkorb beeinflussen folglich deine Atmung und somit wiederum deine Stimme. Wenn sich dein Brustkorb beim Einatmen hebt, so richtet sich der Oberkörper auf und die Krümmung *(Kyphose)* der Wirbelsäule wird flacher.

Senkt sich dein Brustkorb zum Beispiel während des Ausatmens, so verstärkt das die Krümmung der Brustwirbelsäule.[15] Durch die Bewegung des Brustkorbs wird so der Luftstrom gesteuert, der deine Stimmlippen in Schwingung versetzt. Außerdem dient dein Brustkorb als wichtiger Resonanzraum,

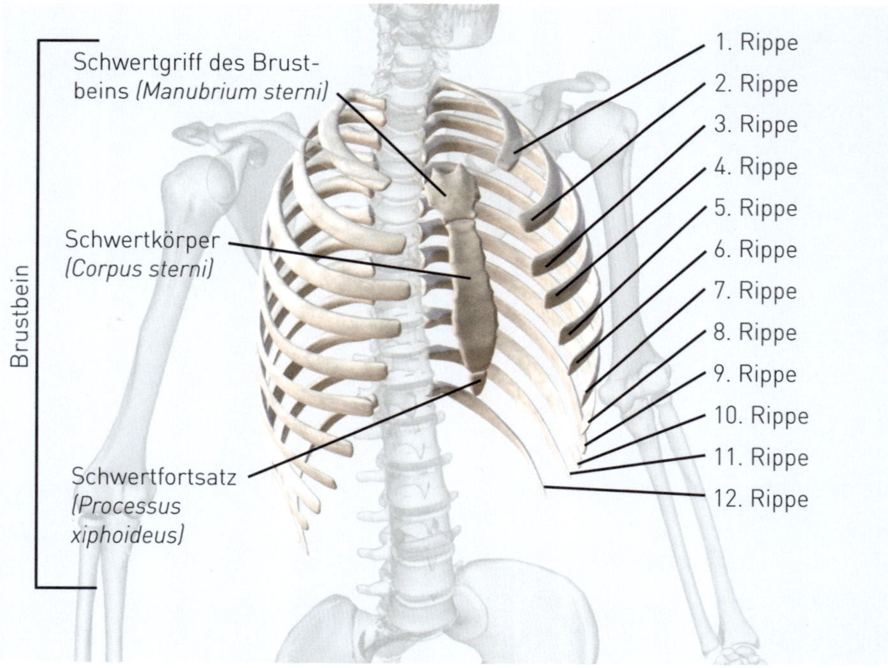

Der Brustkorb mit seinen zwölf Brustwirbeln, zwölf Rippenpaaren und dem Brustbein spielt eine zentrale Rolle bei der Atemkontrolle, die fundamental für die Stimmgebung ist.

besonders für tiefere Frequenzen. Bei tiefen Tönen kannst du Vibrationen im Brustbereich spüren.

Probiere gern den Einfluss deiner Brustwirbelsäule und deines Brustkorbs auf deine Stimme aus: Stell dich hüftgelenksweit mit gut geerdeten Füßen auf den Boden und hebe dein Brustbein und den Brustkorb dabei leicht an. Sage nun: »Yoga rettet die Welt!« Sprich den gleichen Satz mit gesenktem Brustkorb und stärker nach hinten gekrümmter Brustwirbelsäule. Du spürst und hörst deutlich: Die Position deines Brustkorbs und deiner Brustwirbelsäule beeinflusst direkt deine Haltung, was wiederum Einfluss auf deine Stimmqualität hat. Eine aufrechte, offene Brustkorbhaltung fördert eine freie Stimmproduktion. Auch für deinen emotionalen Ausdruck ist dein Brustkorb relevant. Eine Spannung dort kann den emotionalen Gehalt deiner Stimme beeinflussen. Entspannung oder Anspannung im Brustbereich wirken sich also direkt auf deinen Stimmklang aus.

Die Lendenwirbelsäule und die Stellung des Beckens

Aus fünf großen und kräftigen Wirbeln bestehend (*Vertebrae lumbales* L1 bis L5) befindet sich deine Lendenwirbelsäule (LWS) zwischen der Brustwirbelsäule und dem Kreuzbein als Teil deines Beckens. Nur durch die natürliche

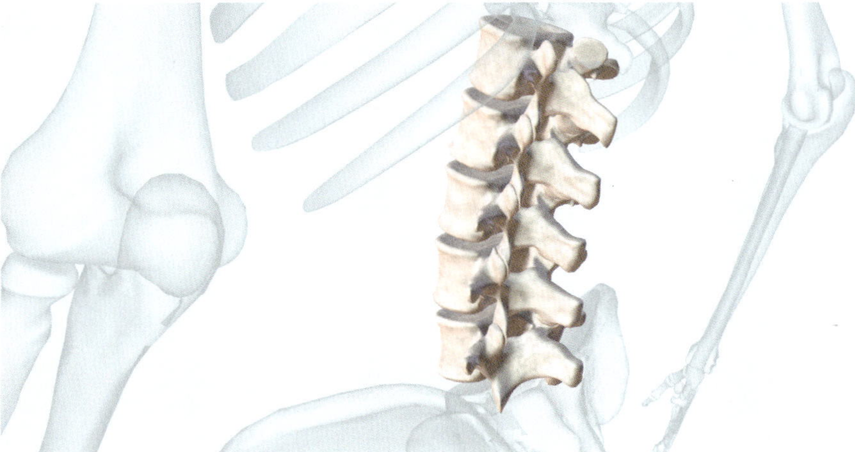

Die Lendenwirbelsäule mit fünf kräftigen Wirbeln oberhalb des Beckens

Krümmung in der Lendenwirbelsäule *(Lordose)*, nach vorn in Richtung Bauch, kannst du aufrecht stehen.

Für die Stimmbildung ist die Ausprägung dieser Krümmung von Bedeutung: »Eine stärker ausgeprägte Lendenlordose bedeutet auch immer ein Heben des Brustkorbs und ein Nach-vorn-Kippen *(Anteversion)* des Beckens. Eine schwächer ausgeprägte Lendenlordose geht einher mit einer *Retroversion* (Nach-hinten-Kippen des Beckens) und dem Absenken des Brustkorbes.«[16] Eine gute Haltung im Bereich der Lendenwirbelsäule dient dir als verlässliche Stütze, strafft deine komplette Wirbelsäule und richtet sie auf, was wiederum für deine Atmung beim Sprechen wichtig ist.

Das Kreuzbein und das Steißbein

Dies ist der unterste Teil der Wirbelsäule. Das Kreuzbein *(Os sacrum)* besteht aus fünf, das Steißbein *(Os coccygis)* aus drei bis fünf Wirbeln. Insgesamt besteht die Sakralregion also aus acht bis zehn zusammengewachsenen Wirbeln. Sie sind im Gegensatz zu allen anderen Wirbeln unbeweglich und ein Teil deines knöchernen Beckens.

Das Becken und der Beckenboden

Wenn wir uns dem Thema Stimme nähern, bieten das Becken *(Pelvis)* und mit ihm der Beckenboden *(Diaphragma pelvis)* kraftvolle energetische sowie physiologische Verbindungen. Stimm- und Sprechtrainer beschäftigen sich intensiv mit dieser besonderen Region unseres Körpers. Es gibt wochenendfüllende Stimmseminare, die sich speziell auf die magische Verbindung von Becken und Stimme konzentrieren. Faszinierenderweise kommt dem Becken und insbesondere dem Beckenboden auch im Yoga ganz besondere Bedeutung zu. Verdrängte Emotionen, Stress und Anspannung sitzen aus yogischer Sicht oft tief im Becken und im Beckenboden. Hüftöffner, also Asanas zur Dehnung und Mobilisierung der Hüftmuskulatur, können diese festsitzenden Spannungen und Blockaden lösen. Auch für die Stimmarbeit können diese Übungen gewinnbringend eingesetzt werden, um Körper und Geist weich, durchlässig und flexibel zu machen. Die Energiekanäle werden so geöffnet und die Energie kann wieder freier fließen.

Das Wurzel-Chakra

Das Wurzel-Chakra, oder *Muladhara Chakra*, das erste und unterste Chakra, ist am unteren Ende deiner Wirbelsäule im Beckenboden beheimatet. Es ist die Basis, das Fundament für alle anderen Chakras. *Mula* heißt »Wurzel« und *adhara* »Stütze« oder »Substrat«.

Muladhara ist dein Lebensmotor, das Energiezentrum, das dich mit der Erde verbindet, dich stützt, trägt und verwurzelt, dir Halt und Stabilität gibt. Es ist der Sitz von *Kundalini Shakti*, der höchsten spirituellen Kraft, dem unerschöpflichen Energiereservoir in dir.

Im Yoga wird durch die gezielte Aktivierung der Beckenbodenmuskulatur beim *Mula Bandha* (*Bandha* heißt »Verschluss«) als energetischem Verschluss des Rumpfes die Energie durch den Zentralkanal *Sushumna Nadi* entlang der Wirbelsäule nach oben geleitet. So kann die schöpferische Urkraft *Kundalini Shakti* geweckt werden.

Die zentralen Themen des Wurzel-Chakras sind Stabilität, Heimat, Lebenswille, Sicherheit, Urvertrauen und Erdung. Wenn du ein starkes Wurzel-Chakra hast, kennzeichnen dich ein großes Urvertrauen, Kraft, Ausdauer, Leidenschaft, Sicherheit und Erdung. Du hast Lebenskraft und Energie im Alltag und wirst mit Ausdauer beständig durch deinen Alltag getragen. Du kannst deine Grundbedürfnisse körperlich, mental, aber auch emotional gut wahrnehmen und für dich sorgen.[17]

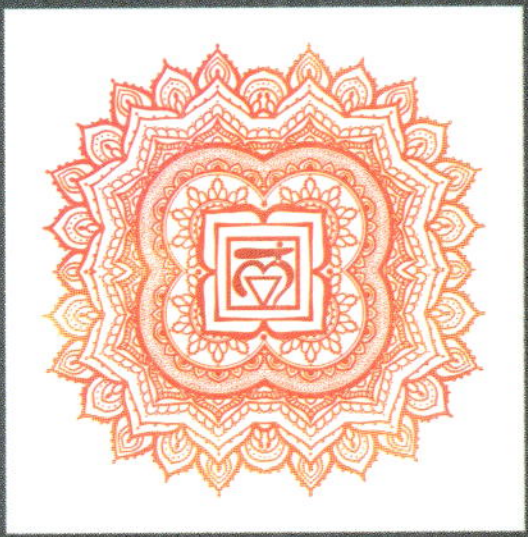

Das Wurzel-Chakra wird mit der Farbe Rot assoziiert und repräsentiert Stabilität, Sicherheit und unsere grundlegendsten Bedürfnisse.

Vom energetischen zurück zu deinem physischen Körper und zur Anatomie des Beckens. Dein Becken bildet die Basis für eine gute Körperhaltung, die essenziell für eine optimale Stimmproduktion ist.

Dein knöchernes Becken setzt sich dabei aus dem Kreuzbein, dem Steißbein und dem linken und rechten Hüftbein *(Os coxae)* zusammen. Das Hüftbein entsteht im Wachstum durch die Verschmelzung von drei ursprünglich separaten Knochen: dem Darmbein *(Os ilium)*, dem Schambein *(Os pubis)* und dem Sitzbein *(Os ischii)*. Diese Verschmelzung findet während des Wachstums statt und ist normalerweise bis zum 14. bis 16. Lebensjahr abgeschlossen. Auf der Vorderseite verbindet die Schambeinfuge *(Symphyse)* die linke und rechte Beckenhälfte miteinander. Auf der Rückseite befinden sich die beiden Kreuzbein-Darmbein-Gelenke (*Iliosakralgelenke*, kurz ISG). Sie verbinden den rechten und linken Darmbeinknochen mit dem Kreuzbein. Eine Vielzahl von Muskeln umgreift als komplexe Manschette dein Hüftgelenk. Sie gewährleisten Beweglichkeit und geben dem Gelenk zugleich Stabilität.

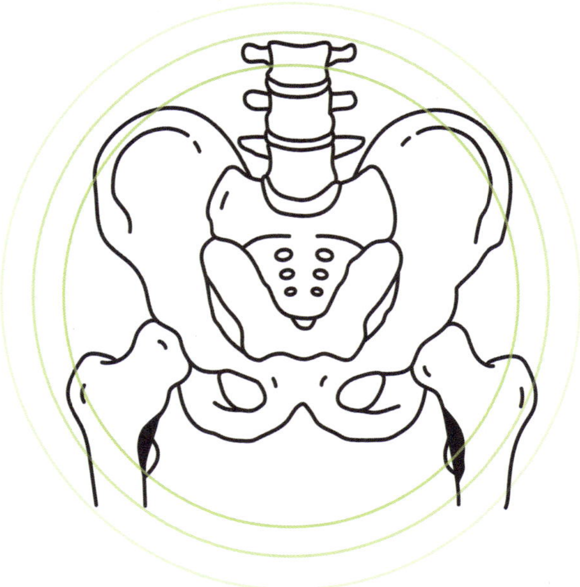

Die Energie des Beckens ist das Powerhouse für eine kraftvolle Stimmgebung.

Die Beweglichkeit und die Stellung deines Beckens bestimmen mit über deine gesamte Körperhaltung und somit auch deine Stimmbildung. Du kannst durch die Kippung des Beckens nach vorn *(Anteversion)* oder hinten *(Retroversion)* deine Körperhaltung und somit auch deine Stimme maßgeblich beeinflussen. Eine aufrechte, aber entspannte Haltung ist dabei am besten für deine Stimme. Achte deshalb, wenn du im Sitzen unterrichtest, darauf, dass du beide Sitzknochen, also den untersten Teil deines Beckens, gut erdest. Belaste beide Sitzknochen gleichermaßen und richte deine Wirbelsäule auf. Dein Becken ist dabei leicht nach vorn geneigt, auch wenn du im Stehen unterrichtest. Ein leicht nach vorn gekipptes Becken kann außerdem die Bauchatmung erleichtern, dazu später mehr im Abschnitt »Atmung und Sprechen«. Generell gilt: Eine gut ausbalancierte Beckenposition ermöglicht dir eine optimale Aufrichtung deiner Wirbelsäule und fördert den Energiefluss im Körper für eine kraftvolle, tragfähige Stimme.

Nach unten hin ist dein Becken mit drei übereinanderliegenden Muskelschichten ausgekleidet, die sich wie eine Hängematte im Becken aufspannen: der Beckenboden. Er besteht aus drei Muskelschichten, die nur enge Öffnungen für den Darm, die Harn- und Geschlechtsorgane aufweisen. Rücken-, Bauch- und Beckenbodenmuskulatur stehen in direktem Zusammenhang und wirken in einer funktionellen Einheit. Der Beckenboden ist der muskuläre Abschluss deines Oberkörpers und neben dem Zwerchfell das wichtigste Diaphragma in deinem Körper. Inneren, abwärtsgerichteten Druck, der zum Beispiel durch Husten oder auch durch den Stimmeinsatz entsteht, muss der Beckenboden halten. Auch bei der Stimmbildung hat er deshalb wichtige, tragende Funktionen, die speziell die Atmung oder genauer gesagt den Luftdruck betreffen:

1. **Druckerzeugung durch Bauch- und Beckenbodenmuskulatur:** Der Beckenboden muss über einen ausreichenden Muskeltonus verfügen, um den Luftdruck, der zur Stimmbildung erzeugt werden muss, gemeinsam mit den Bauchmuskeln entstehen zu lassen.
2. **Druckableitung nach unten durch Kontraktion der Bauchmuskeln:** Die Kontraktion der Bauchmuskeln führt nicht nur zu einem Druck, der nach

oben Richtung Kehlkopf steigt. Ein Teil des Luftdrucks wird auch nach unten abgeleitet, wo er vom Beckenboden aufgefangen werden muss.

3. **Druckableitung nach unten durch die geschlossene Glottis:** Wenn der Luftdruck oben auf die beinahe geschlossene Glottis trifft, also zunächst gebremst wird, wird ein Teil des Drucks wieder nach unten geleitet, wo er auf den Beckenboden trifft. Auch diesen von den geschlossenen Stimmlippen zurückgeschickten Luftdruck muss der Beckenboden abfangen.[18]

Der Beckenboden hat bei der Stimmerzeugung also viel zu tun, er muss Druck miterzeugen und Druck abfangen. Ein starker Beckenboden gibt deiner Stimme Halt und Kraft. Die gute Nachricht: Die Beckenbodenmuskulatur ist sowohl für Frauen als auch für Männer mit gezielten Übungen trainierbar. Aus dem Yoga kennst du mit *Mula Bandha* (dem Wurzelverschluss) eine effektive Methode, um die Muskulatur des Beckenbodens im Zusammenspiel mit der Bauchmuskulatur anzusprechen und zu kräftigen, sodass auch die Energie fließen kann.

Ein weiterer faszinierender Zusammenhang zwischen deinem Becken und deiner Stimme ist die Verbindung durch Muskel- und Faszienketten. Dein Becken ist durch Nervenbahnen, Muskeln und Faszien mit deinem Kiefer (ja Kiefer!) verbunden, der maßgeblich an deiner Artikulation und deiner Stimmbildung beteiligt ist. Du kennst das Zusammenspiel zwischen Hüfte und Kiefer aus dem Yoga. Wenn wir hüftöffnende Asanas praktizieren, also Asanas, die unsere Hüftmuskulatur dehnen, so können wir das bis in den Kiefer hinein spüren und verspannen hier manchmal oder beißen die Zähne aufeinander, wenn es eng oder anstrengend in der Hüfte wird. Wenn du etwas in deinem Becken oder deiner Hüftmuskulatur veränderst, so wird sich das auch auf deinen Kiefer auswirken, und umgekehrt. Die Kraft deines Beckens wirkt also bis in deine Stimmbildung und deine Artikulation hinein.

Auch Beckenboden und Zwerchfell sind im Übrigen verbunden, beides sind Diaphragmen. Das Wort *Diaphragma* stammt aus dem Altgriechischen und bedeutet so viel wie »Zwischen-« oder »Trennwand«. Die beiden wichtigsten Diaphragmen im menschlichen Körper sind der Beckenboden und das

Zwerchfell, über das du im Abschnitt »Atmung« noch mehr lesen wirst. Sie liegen wie Zwischenwände etwa waagerecht in deinem Körper und stehen in anatomischer Beziehung: Das Zwerchfell bildet das Dach der Bauchhöhle. Der Beckenboden bildet den Boden der Bauch- und Beckenhöhle.

Beckenboden und Zwerchfell stehen über die Faszien des Psoas-Muskels einerseits und über die Bewegung des Atems andererseits in Verbindung. Sie können sowohl einander entgegenwirkend *(antagonistisch)* als auch zusammenwirkend *(synergistisch)* funktionieren. Bei der Einatmung kontrahiert das Zwerchfell aktiv und senkt sich nach unten, während der Beckenboden passiv nachgibt und entspannt. Antagonistisch bezieht sich hier auf die gegensätzliche Muskelaktivität (Anspannung versus Entspannung), nicht auf die Bewegungsrichtung. Bei der Ausatmung arbeiten Beckenboden und Zwerchfell synergistisch zusammen, indem beide Muskeln aktiv kontrahieren und sich nach oben bewegen, den Bauchraum komprimieren und das vollständige Ausatmen unterstützen. Dieses koordinierte und stimmige Zusammenspiel von Beckenboden und Zwerchfell ist fundamental für die feine Kontrolle des Luftstroms während des Sprechens. Wenn dein Beckenboden und dein Zwerchfell gut harmonieren, so unterstützt diese effektive Atmung die Tragfähigkeit und die Kraft deiner Stimme.

Beckenboden und Zwerchfell können als Teamplayer aber auch synergistisch zusammenarbeiten, indem sie sich gemeinsam anspannen oder entspannen. Das passiert zum Beispiel, wenn du husten oder niesen musst.

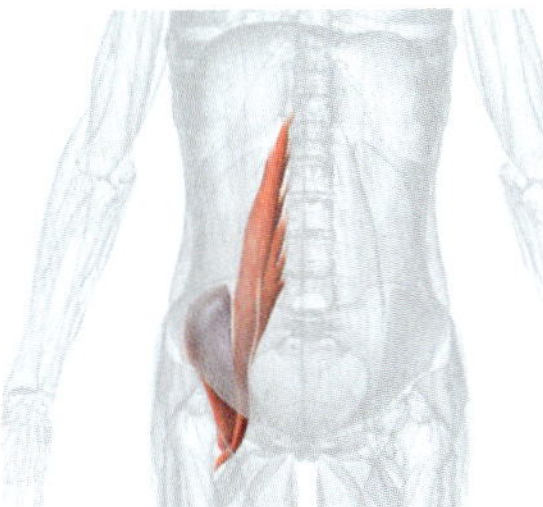

Psoas-Muskel

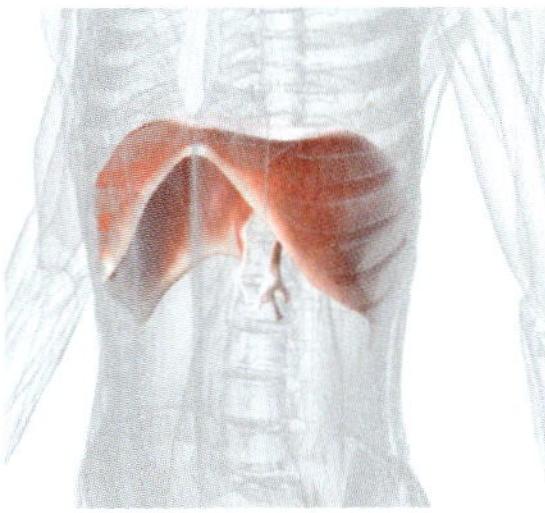

Zwerchfell

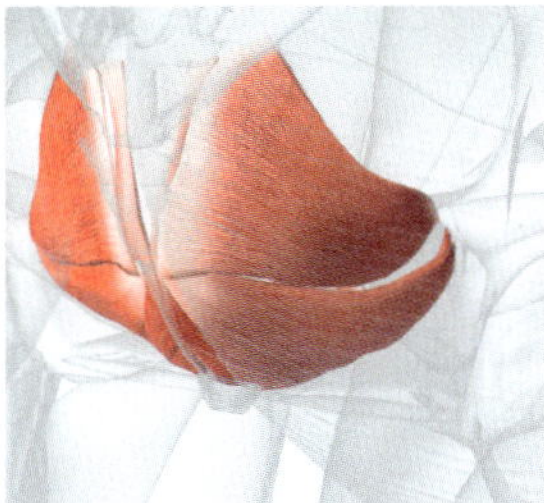

Beckenboden

Das Zwerchfell und der Beckenboden sind über die Faszien des Psoas-Muskels miteinander verbunden und bilden das Dach und das Fundament der Bauchhöhle.

Die Krümmungen der Wirbelsäule: Lordose und Kyphose

Das ist tatsächlich paradox: Aufrecht stehen kannst du als Mensch und Zweibeiner nur, weil deine Wirbelsäule nicht gerade, sondern in sich gekrümmt ist. Um genau zu sein: ganze vier Mal! Vier Krümmungen also, um aufrecht zu stehen. Menschen sind die einzigen Säugetiere, die dauerhaft auf zwei Beinen stehen können, obwohl die Standfläche, unsere Füße, dabei ziemlich klein ist im Vergleich zum gesamten Körper. Der Grund, warum zum Beispiel Menschenaffen nicht auf zwei Beinen gehen können, ist genau dieser: Ihnen fehlt eine Krümmung in der Lendenwirbelsäule, die zur Aufrichtung des Oberkörpers notwendig ist.

Lordose bezeichnet dabei eine Krümmung der Wirbelsäule nach vorn in Richtung Bauch *(ventral)*, wie du sie in deiner Hals- und Lendenwirbelsäule hast, die Kyphose hingegen ist eine Krümmung nach hinten in Richtung Rücken *(dorsal)*, wie in deiner Brustwirbelsäule. Auch deine Sakralwirbelsäule mit Kreuz- und Steißbein ist kyphosiert, also nach hinten gekrümmt. Diese doppelte S-Form der Wirbelsäule ist für uns Menschen lebensnotwendig, um aufrecht gehen und Stöße und Bewegungen abfedern zu können.

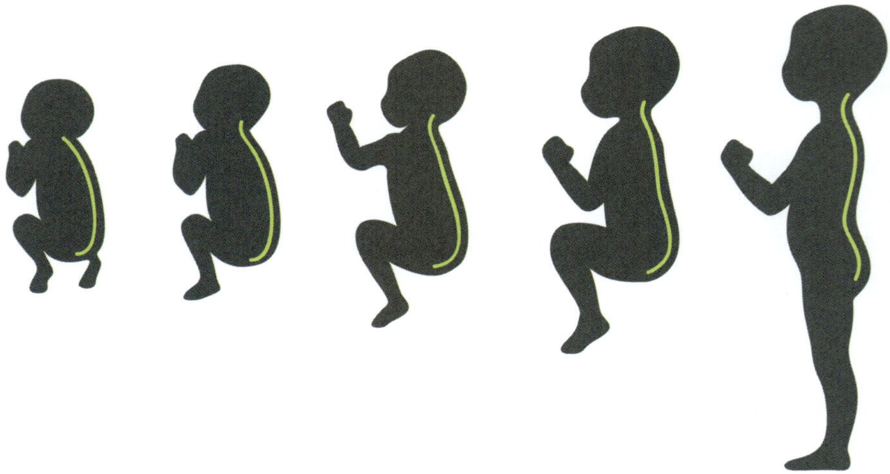

Die Entwicklung der Wirbelsäule von der ersten Kyphose beim Embryo bis zur Wirbelsäule mit vier Krümmungen

Diese natürlichen Krümmungen deiner knöchernen Achse entwickeln sich erst im Laufe deines Lebens. Als Fötus im Mutterleib hattest du nur eine einzige Krümmung in deiner Wirbelsäule. Deine Wirbelsäule war nur kyphosiert, also nur nach hinten in Richtung deines Rückens gekrümmt, wie in *Balasana*, der Stellung des Kindes. Diese Asana ist der ursprünglichen Krümmung im Mutterleib nachempfunden. Als Embryo konntest du so, fast wie zu einer Kugel zusammengerollt, im Bauch deiner Mutter Platz finden.

Die natürlichen Krümmungen deiner ausgewachsenen Wirbelsäule ermöglichen dir eine optimale Körperhaltung und Spannungsverteilung. Sie beeinflussen deine Haltung und deine Atmung und damit auch direkt die Stellung des Kehlkopfs und sind deshalb für die Stimmproduktion bedeutend. Eine übermäßige oder zu geringe Krümmung der Halswirbelsäule zum Beispiel kann die Kehlkopfbeweglichkeit deutlich einschränken. Außerdem optimiert die korrekte Ausrichtung aller Wirbelsäulenkrümmungen die Resonanzräume in deinem Körper. Dies kann zu einer volleren und reicheren Stimmqualität führen. Ausgewogene Wirbelsäulenkrümmungen reduzieren darüber hinaus übermäßige Muskelspannungen.

Yoga bietet ein umfassendes System von Übungen, die gezielt die Beweglichkeit und gesunde Ausrichtung der Wirbelsäule fördern. Die jahrhundertealten Techniken unterstützen sowohl die Flexibilität der Wirbelsäule als auch die Stabilität der sie umgebenden Muskulatur. Du kannst so zum Beispiel die Lordose deiner Hals- und Lendenwirbelsäule und die Kyphose deiner Brustwirbelsäule in deinem Körper durch bestimmte Bewegungen abschwächen oder verstärken. Wenn du die Übung Katze-Kuh praktizierst, wird die Kyphose in deiner Brustwirbelsäule jeweils ausgeprägter (Katze) oder schwächer (Kuh). Für deine Stimme ist eine bewegliche, stabile und kräftige Wirbelsäule immer von Vorteil.

In der nachfolgenden Tabelle findest du eine Zusammenfassung der Besonderheiten der einzelnen Abschnitte der Wirbelsäule für deine Stimme:

Abschnitt	Anzahl der Wirbel	Auswirkungen auf die Stimme
Halswirbelsäule	7	• HWS als Träger des Kopfes, sie hält den Kopf im Gleichgewicht • Schädelbasis wird durch die Halsmuskulatur stabilisiert und mobilisiert • Stimme wird durch die Position des Kopfes auf dem Atlas beeinflusst • Stützgerüst für den Vokaltrakt • Kehlkopf auf Höhe des 5. Halswirbels • Halsmuskeln verbinden HWS und Kehlkopf • HWS neigt zu Verspannungen, deshalb ist Lockerung für eine gute Stimme wichtig • Insgesamt hoher Anspruch und viele Aufgaben während der Stimmerzeugung
Brustwirbelsäule	12	• Alle Muskeln des Atemapparates sind mit dem Brustkorb verbunden • Die Atemräume werden durch die Stellung der BWS beeinflusst • Lunge ist im Brustkorb eingebettet • Zwerchfell trennt Brust- und Bauchhöhle • Eine optimale Position der BWS unterstützt die Zwerchfellfunktion • Zentrale Rolle bei der Atemkontrolle, die fundamental für die Stimmgebung ist • BWS für die Stimme durch Drehungen und Seitbeugen möglichst beweglich und kräftig halten • Eine mobile BWS fördert die Resonanzräume
Lendenwirbelsäule	5	• Lordose in der LWS beeinflusst und bedingt die aufrechte Haltung, die für eine tragfähige Stimme wichtig ist • Eine aufgerichtete LWS ermöglicht optimale Zwerchfellatmung
Kreuzbein und Steißbein (Sakralwirbelsäule)	8 bis 10	• Basis für die Wirbelsäulenaufrichtung • Becken hat Verbindung zum Kiefer • Beckenboden unterstützt Stimmdruck • Bewegliches Becken von Vorteil für die Stimme • Entspanntes Becken verbessert die Stimmqualität: Lösen von Blockaden und Stress durch Hüftöffner

Körperspannung

Eine aufgerichtete Wirbelsäule in der Beibehaltung ihrer natürlichen Kurven ist gut für den Klang deiner Stimme. Dein Körper sollte, während du als Yogalehrerin oder Yogalehrer sprichst, in einer Wohlspannung sein. Das heißt, dass dein Muskeltonus im gesamten Körper nicht zu hoch, aber auch nicht zu niedrig ist. Du bist nicht überspannt, aber auch nicht in Unterspannung, sondern deine Gesamtkörperspannung ist gut reguliert. Diese Mischung aus beidem nennt man Wohlspannung oder *Eutonus*. Dabei ist dein Körper locker und das Gewebe flexibel und durchlässig genug, damit eine Ausbreitung der Schwingung und eine optimale Resonanz möglich ist. Das heißt zum Beispiel, dass deine Hals- und Schultermuskulatur beim Sprechen nicht verspannt ist und du deine Schultern nicht nach oben ziehst, sondern locker hältst. Denn eine übermäßige Spannung im Hals-, Nacken- und Schulterbereich kann den Kehlkopf einengen und die Stimme beeinträchtigen, eine entspannte Halsmuskulatur ermöglicht hingegen eine freiere Stimmproduktion. Eine gute Position für deine Schultern ist, wenn du sie leicht und ohne zu große Spannung nach hinten und unten nimmst. So wiederum kann auch die Muskulatur des Kehlkopfs optimal unterstützt werden und auch das Spannungsniveau der Stimmmuskeln ist nicht zu hoch. Deine Stimmlippen können so frei schwingen. Gleichzeitig, neben der ausgewogenen Spannung, ist dein Körper wach und präsent genug, um deine innere Haltung nach außen zu tragen, gezielt zu artikulieren und sicher zu wirken.

Durch die Praxis des Yoga förderst du das Bewusstsein, Spannungszustände im Körper wahrzunehmen und zu lokalisieren. Grundsätzlich gilt: Wenn du die Grundspannung in deiner Aufrichtungsmuskulatur veränderst, veränderst du auch den Tonus in deiner Atmung und Stimme.

So kannst du durch Yoga auf wunderbare Weise die Verbindung von Körperhaltung, Atmung und Stimme erleben. Wenn du deine Wirbelsäule aufrichtest und die Schultern entspannst, kannst du unmittelbar spüren, wie sich dein Atem vertieft und so auch deine Stimme freier und resonanzreicher wird. Diese feinen Wechselwirkungen zu erkunden, ist ein wichtiger und spannender Teil deiner Entwicklung als Yogalehrerin oder Yogalehrer.

ARTIKULATION

Nun zurück zu deinen Stimmlippen! Wo waren wir stehen geblieben? Wir haben bei der Tonerzeugung im Kehlkopf die Luft angehalten, nachdem der subglottische Druck die Stimmlippen in Schwingung versetzt hat. Wir haben jetzt sozusagen das Rohmaterial: die Töne. Und genau hier geht's nun weiter.

Bis jetzt waren wir, was die Luft angeht, immer *sub*, also unterhalb der Glottis unterwegs. Das ändert sich jetzt. Sobald die ausgeatmete Luft die Stimmlippen scheibchenweise passiert hat, befinden wir uns oberhalb der Glottis, also im supraglottalen (aus dem Lateinischen *supra*, »oben« oder »oberhalb«) Bereich. Immer noch Planet Erde, aber jetzt oberhalb deiner Stimmritze. Würden wir den Weg der ausgeatmeten Luft hier beenden, so würden keine Wörter entstehen und du könntest keine Asanas ansagen. Denn um Wörter zu bilden, brauchen wir nicht nur Töne, sondern auch geformte und zusammengesetzte Laute. Sie sind die einzelnen kleinen Puzzleteile eines großen gesprochenen Wortes. Die Komplexität der menschlichen Sprache liegt in der Verbindung von einzelnen Lauten zu Wörtern und der wiederum regelhaften Zusammensetzung dieser Wörter zu strukturierten Sätzen.

Genau hier setzt auch der Unterschied zwischen der Sprache der Menschen und der Sprache der meisten Tiere an. Denn obgleich sowohl Menschen als auch Tiere Sprache benutzen, unterscheiden sich diese Sprachen doch in ihrer Qualität. Lass uns als Beispiel wieder die Hunde nehmen: Dank Herrn Ferrein wissen wir mindestens seit Mitte des 18. Jahrhunderts, dass Hunde Kehlköpfe und funktionierende, schleimige Stimmlippen haben, mit denen sie Töne wie Jaulen, Bellen oder Winseln erzeugen können. Sie kommunizieren in Lautsprache. Aber sie formen aus diesen Lauten keine größeren Einheiten wie Wörter oder Sätze, die dann wiederum einem komplexen System, der Grammatik, zugehörig wären. Hunde können durch Laut- und Körpersprache hervorragend kommunizieren und sich verständlich machen, aber in Sätzen und grammatikalischen Strukturen sprechen sie nicht. Lass uns daher wieder zum Menschen zurückkommen und schauen, wo und wie unsere Artikulation genau passiert.

DER VOKALTRAKT

Artikulation bedeutet gleichsam die Tätigkeit und die Fähigkeit, Laute zu bilden, mit den Organen, die oberhalb der Stimmritze liegen. Zusammen nennt man diese Organe, durch die Artikulation realisiert wird, Vokaltrakt oder Ansatzrohr. Bei Blasinstrumenten bezeichnet das Ansatzrohr den Resonanzraum, also den Teil nach dem Mundstück, der meist mit beiden Händen gehalten wird, wie zum Beispiel bei der Trompete. Beim menschlichen Sprechen wird dieser Vokaltrakt von deiner Halswirbelsäule gestützt.

Wir kommen nun also vom Rohmaterial, von der reinen Ton- oder Klangproduktion im Kehlkopf, in den Bereich des Finetunings, wo die Töne geformt, modifiziert und durch Resonanzräume verstärkt werden. Dabei sind diese Resonanzräume äußerst beweglich und flexibel, sie ändern ihre Größe und Form je nach Artikulation. Durch die Bewegung deiner Sprechwerkzeuge mitsamt ihren unzähligen Muskeln wird hier sehr effektiv und variantenreich gearbeitet. Verschiedene Resonanzräume werden vergrößert oder minimiert, Umwege, Engstellen und Verschlüsse gebildet, immer mit dem einzigen Ziel, unterschiedliche Laute zu formen. So erhalten die Töne ihren Charakter und ihre Tragfähigkeit.

Dein Vokaltrakt oberhalb der Glottis besteht dabei aus drei Hohlräumen:

1. **Rachenraum** *(Pharynx):* reicht vom Kehlkopf bis zum weichen Gaumen
2. **Mundraum** *(Oropharynx):* mit Zunge, Kiefer, Zähnen und Lippen
3. **Nasenraum** *(Nasopharynx):* mit Nasenhöhlen und Nasenlöchern

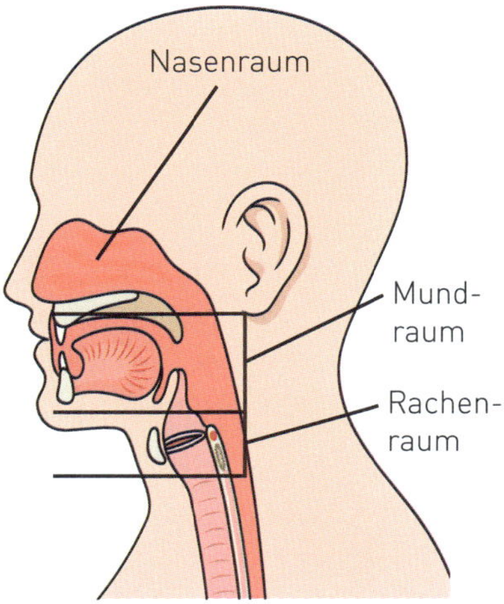

Im Vokaltrakt werden Töne geformt und verstärkt.

DER RACHENRAUM

Vor der Halswirbelsäule befindet sich als einziger vertikaler Teil des Vokaltrakts der Rachenraum. Dieser schlauchförmige Hohlraum ist etwa 12 bis 15 Zentimeter lang. Oben ist er an der Schädelbasis befestigt und es bestehen Verbindungen zu Nasen- und Mundraum oberhalb sowie zum Kehlkopf und zur Speiseröhre nach unten. Im Rachenraum überkreuzen sich also der Atemweg mit dem Transport von Luft und der Speiseweg mit dem Transport von Flüssigkeit und Nahrung. Innen ist der Rachenraum mit Schleimhaut ausgekleidet, die auch mit allen Schleimhäuten der benachbarten Regionen verbunden ist. Unter der Schleimhaut liegt eine dünne Muskelschicht.

DER MUNDRAUM

Die Strukturen, die den Mundraum begrenzen, sind die Wangen an der Seite, die Lippen nach vorn und zwei Muskeln (der Kiefer-Zungenbein-Muskel und der Kinn-Zungenbein-Muskel) nach unten.

Dein Mund *(Os)* ist in Bezug auf die Stimme der wichtigste Bereich für die Artikulation von Lauten und für die Resonanz. Zu ihm gehört das Gaumensegel *(Velum palatinum)*, das sich weit hinten im Mundraum befindet und dessen hinterer Rand in der Mitte durch das Gaumenzäpfchen sichtbar wird. Außerdem deine beiden Lippen, deine Zunge als eines der wichtigsten und beweglichsten Sprechwerkzeuge, deine Zähne und der Kiefer. Faszinierenderweise bestehen dabei sowohl Zunge als auch Lippen fast ausschließlich aus Muskeln.

DER NASENRAUM

Dein Nasenraum befindet sich auf der Rückseite der Nasenhöhlen und ist nach unten über das bewegliche Gaumensegel mit dem Mundraum verbunden. Er ist etwa quaderförmig und liegt mit dem Mundraum im Gegensatz zum Rachenraum eher waagerecht.[19]

Diese drei Räume stehen dir also zur Verfügung, um zu artikulieren, um aus den Tönen deines Kehlkopfes die unterschiedlichsten Laute zu formen und zum Klingen zu bringen. Du verwendest dazu täglich und ganz selbstverständlich deine angeborenen Sprechwerkzeuge, also deinen Gaumen, deine Lippen und Zähne, deine Zunge. Du bewegst sie und bringst sie in Stellung. Du bildest mit ihnen bestimmte Positionen, um exakt die gewünschten Laute zu produzieren.

Die Phonetik als Teil der Sprachwissenschaft und als Wissenschaft von den physikalischen Eigenschaften der Sprachlaute unterteilt die gebildeten Laute der gesprochenen Sprache in Konsonanten und Vokale. Die Phonetik untersucht, wie Laute produziert, übertragen und wahrgenommen werden. Sie beschreibt Laute so exakt, »dass jeder Laut der Sprache von jedem anderen unterscheidbar ist. Dabei werden nur solche artikulatorischen Unterschiede berücksichtigt, die man auch hört«[20]. Um Laute exakt beschreiben zu können, werden sie deshalb also zunächst in Konsonanten und Vokale unterteilt und ihnen wird des Weiteren ein bestimmter Artikulationsort und eine bestimmte Artikulationsart zugewiesen.

DIE VOKALE: SELBSTLAUTE

Die Vokale *a, e, i, o* und *u* werden auch Selbstlaute genannt, weil sie von selbst klingen. Sie machen ihr Ding gern allein und sind die Solokünstler des Klangs. Du artikulierst Vokale, ohne dass du eine Enge in Mund- oder Rachenraum bildest. Probiere es gern aus, wenn du möchtest: Sprich ganz entspannt und ohne Druck den Vokal *a*. Deine Zunge liegt dabei tief im Unterkiefer, ohne den Gaumen oder die vorderen Zähne zu berühren. Dein Mund und deine Lippen sind geöffnet. Es klingt, ohne dass du eine Enge oder einen Verschluss im Mund oder Rachen oder einen weiteren Buchstaben dazu benötigst. Probiere es gern auch mit den übrigen vier Vokalen aus. Sie klingen ganz von allein.

Du findest passend hierzu im Abschnitt »Basisübungen für die Stimme« (ab Seite 75) auch eine ausführliche Artikulationsübung.

DIE KONSONANTEN: MITLAUTE

Consonare stammt aus dem Lateinischen und bedeutet »mitklingen«. Die meisten Konsonanten entfalten ihre volle klangliche Wirkung erst in Verbindung mit Vokalen, wobei einige Konsonanten wie *m, n* oder *l* auch eigenständig tönen können. In der deutschen Sprache treten Konsonanten typischerweise zusammen mit Vokalen auf, um Silben zu bilden. Versucht man das Wort »*Yoga*« nur mit seinen Konsonanten *y* und *g* auszusprechen, wird deutlich, wie wichtig die Vokale für die Aussprache und den Klang eines Wortes sind.

Um mit deinen Sprechwerkzeugen einen Konsonanten zu erzeugen, musst du eine Enge oder einen Verschluss bilden. Probiere es wieder gern aus, wenn du möchtest: Sprich ganz entspannt ein *m*. Dazu verschließt du deinen Mundraum und senkst deinen hinteren Gaumen. Die Luft kann in diesem Fall nur durch die Nase austreten, deswegen nennt man diese Laute auch Nasale. Auch das *n* gehört zu ihnen.

ARTIKULATIONSART

Die Art, wie und womit der Verschluss oder die Enge bei Konsonanten gebildet wird, nennt man Artikulationsart. Wenn du zum Beispiel ein *m* artikulierst, so wie du es gerade gemacht hast, und mit den Lippen den Mundraum verschließt und das Velum senkst, so bildest du einen nasalen Laut oder einen Nasal.

Die Phonetik unterscheidet neben den Nasalen vier weitere Artikulationsarten: die Plosive *(b, p, t, d, k, g)*, die Frikative *(zum Beispiel v, f, s, sch)*, die Affrikaten *(zum Beispiel z oder pf)* und Liquide *(zum Beispiel l, r)*.[21]

ARTIKULATIONSORT ODER ARTIKULATIONS-STELLE

Den Ort, an dem der Verschluss oder die Enge bei der Bildung eines Konsonanten am größten ist, nennt man Artikulationsort oder Artikulationsstelle. Beim *m* oder *b* zum Beispiel sind der Verschluss und somit auch der Artikulationsort deine Lippen *(Labia)*, weshalb man diese Laute auch »Labiallaute« nennt. Zur exakten Beschreibung – und um tatsächlich jeden Laut der Sprache von jedem anderen unterscheidbar zu machen – kombiniert man in der phonetischen Bezeichnung den Artikulationsort mit der Artikulationsart: Das *m* ist demnach labial, weil es primär mit den Lippen gebildet wird (= Artikulationsort). Gleichzeitig ist es ein Nasal, weil der Mund verschlossen ist und die Luft nur durch den Nasenraum austreten kann (= Artikulationsart). Das *m* ist also ein labialer Nasal.

ARTIKULATION UND AUSSPRACHE

Durch unterschiedliche Bewegungen und Positionen deiner Sprechwerkzeuge erzeugst du also Laute, wobei jeder Vokal und Konsonant seine eigene Artikulationsposition hat. Deine Artikulationsbewegung steht dabei unweigerlich in enger Beziehung zu deiner Aussprache.

Wenn du eine Yogastunde unterrichtest, artikulierst du deine Ansagen so, dass sie klar, gut hörbar und verständlich sind. Sie sollen zu deinen Yogaschülerinnen und Yogaschülern getragen werden und sie erreichen. Wenn du möchtest, probiere einmal Folgendes aus: Beiße deine Zähne fest zusammen und sprich folgende Ansage: »Atme ein und öffne deine Arme über die Seite nach oben!« Sofort spürst du, dass diese Ansage bei deinen Schülerinnen und Schülern nicht gut ankommen wird, und zwar aus zweierlei Gründen:

1. Das Zusammenbeißen der Zähne verhindert, dass der Mund locker und frei bewegt werden kann. Deine Artikulation ist blockiert und deine Stimme kann nicht frei schwingen. Menschen, die den Mund und ihre

Sprechwerkzeuge nicht gut bewegen, kommen meist auch nicht gut bei anderen an. Auf andere wirken sie verbissen, unkommunikativ und eher unsympathisch.

2. Deine Stimme sollte eher nach vorn gerichtet sein, man nennt dies auch den »Vordersitz der Stimme«. Die Idee ist, die Laute möglichst nah am Mundausgang zu artikulieren und gut nach außen zu bringen. Der Klang deiner Stimme soll so nach vorn kommen, um deine Schülerinnen und Schüler auch wirklich zu erreichen. Yogalehrerinnen oder Yogalehrer, die den Vordersitz der Stimme praktizieren, werden besser verstanden und wirken offener und kommunikativer. Sie strahlen Verständlichkeit, Klarheit und Präsenz aus.

Wenn du deine Ansagen deutlich aussprichst, gibst du deinen Schülerinnen und Schülern Sicherheit und die Möglichkeit, sich mühelos auf deine Sätze zu verlassen und auf ihrer Matte tiefer in ihr Inneres einzutauchen. Wenn du gut artikulierst, können sie sich vollkommen ihrer ganz individuellen Erfahrung des Yoga widmen.

Auch hier gibt es Good News: Artikulation kann man üben! Du kannst die Muskulatur der Lippen und der Zunge trainieren, aber auch die Beweglichkeit und Position des Kiefers verändern. So kannst du die Fähigkeit weiterentwickeln, während der Ansagen in deiner Yogastunde deutlich und klar zu artikulieren, indem du dir zum Beispiel vorstellst, dass der Klang deiner Stimme weit nach vorn kommen soll. Stell dir dazu ein kleines, feines Megafon vor, das deinen Mundausgang nach vorn verlängert und in das du hineinsprichst, um deine Ansagen noch offener und verständlicher zu machen. Dabei geht es hier nur um deine Artikulation und nicht um die Lautstärke!

Man kann verschiedene Artikulationsübungen mit einzelnen Lauten, Lautketten oder ganzen Sätzen praktizieren. Ziel ist es, die Muskulatur deiner Sprechwerkzeuge aufzuwärmen, zu lockern und beweglich zu halten. Du kannst diese Übungen also gut auch als Warm-up vor deiner Yogastunde anwenden. Gezielt kannst du auch nur einzelne Sprechwerkzeuge, wie zum Beispiel deine Lippen, mit einer Artikulationsübung ansteuern. Am Ende dieses

Kapitels findest du beispielhaft die Artikulationsübung »Lippenflattern« zur Lockerung deiner Lippen und Stimmlippen (Seite 78) und die Übung »Vokale im Wechsel« mit einzelnen Lauten (Seite 81).

ATMUNG

Mit deiner Geburt kam auch deine Atmung zur Welt. Losgelöst von der Nabelschnur hast du an deinem Geburtstag selbst begonnen, das erste Mal Sauerstoff in deine Lunge zu atmen. Bis heute trägt dich dein Atem, der über das vegetative Nervensystem kontrolliert und gesteuert wird, stetig und verlässlich durchs Leben. Der Chef des Systems, dein Atemzentrum, sitzt dabei in deinem Stammhirn, entwicklungsgeschichtlich gesehen ist das der älteste Teil deines Gehirns. Dein Atem-Chef misst laufend den Sauerstoff- und den Kohlendioxidgehalt in deinem Blut und passt die Zahl deiner Atemzüge daran an. Am Tag machst du etwa 25 000 Atemzüge, für einen Atemzug brauchst du dabei im Durchschnitt 3,3 Sekunden.[22]

Dein Atem ist ein Spiegel deines Befindens und deiner Gefühle. Seit Jahrtausenden erforschen Kulturen weltweit diese fundamentale Bedeutung der Atmung für Gesundheit und Wohlbefinden. Die systematische Beschäftigung mit dem Atem durchzieht die Menschheitsgeschichte wie ein roter Faden. Auch Yoga bietet mit Pranayama, der bewussten Lenkung des Atemstroms für den Fluss der Lebensenergie, eine differenzierte Atemlehre. Nach yogischer Lehre dienen die Atemübungen des Pranayama nicht nur der körperlichen Vitalisierung, sondern ermöglichen auch die gezielte Lenkung von Prana, der universellen Lebensenergie.

Deine Atmung und deine Stimme stehen in enger Verbindung. Wir wollen uns im Folgenden die Funktion und den Atmungsvorgang als Grundlage genauer anschauen, bevor wir zur Bedeutung der Atmung für dich und deine Stimme als Yogalehrerin oder Yogalehrer kommen.

DIE FUNKTION DER ATMUNG

670 Millionen Atemzüge machst du als Mensch durchschnittlich in deinem Leben.[23] Du versorgst deinen Körper mit lebensnotwendigem Sauerstoff, indem du diesen bei der Einatmung aufnimmst. Über die Ausatmung gibst du überflüssiges Kohlendioxid wieder aus dem Körper ab. Als Hauptorgan dieses Gasaustauschs ist deine Lunge mit ihren zwei Lungenflügeln und der Konsistenz eines Tafelschwamms tatkräftig am Werk. In ihrem Inneren besteht sie größtenteils aus Hohlräumen, die mit Gas gefüllt sind. Sensationell: Deine Lunge ist deshalb so leicht, dass sie im Gegensatz zu anderen Organen auf dem Wasser schwimmt!

Der Weg der Atemluft durch die Atmungsorgane durchläuft mehrere Stationen: Über deine Nase oder deinen Mund als erste Station fließt der Einatem über Rachen und Kehlkopf in deine Luftröhre *(Trachea)*. Dort verzweigt sich der Weg und die Luft fließt durch zwei Hauptäste in den rechten und linken Lungenflügel. Du kannst dir diesen Weg wie einen umgedrehten Baum vorstellen: Die Luftröhre ist dabei der Stamm und die Lungenflügel bilden das Geäst und die Baumkrone. Wie bei einem Baum verzweigen sich die Hauptäste *(Bronchien)* weiter in immer feinere Äste *(Bronchiolen)* und an ihren Enden sitzen kleine Säckchen, die sogenannten Lungenbläschen *(Alveolen)*. Hier ist die Luft nun am Ziel angelangt, denn hier, in den Lungenbläschen, findet der Gasaustausch von Sauerstoff und Kohlendioxid statt. Sauerstoffreiches Blut gelangt von den Lungenbläschen in die Kapillaren, also in dein Blut, und kann so in deinen ganzen Körper und zu jeder einzelnen Zelle transportiert werden. Überflüssiges Kohlendioxid wird im Gegenzug abgegeben und mit der Ausatmung auf dem gleichen Weg aus dem Körper gebracht. Über Mund oder Nase als letzte Station verlässt die Ausatemluft dann deinen Körper.

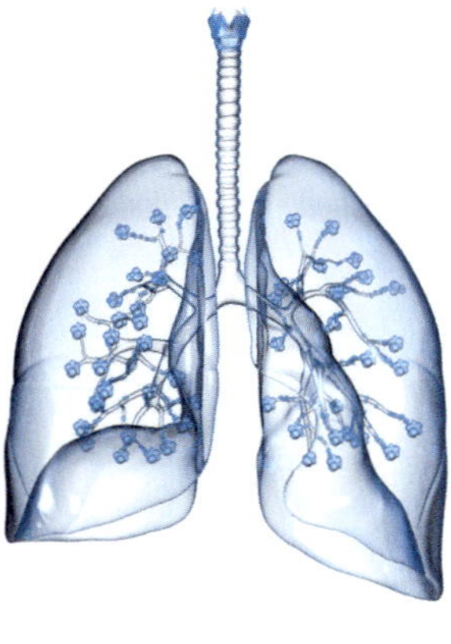

Die Lunge besteht aus den beiden Lungenflügeln und Bronchien, Bronchiolen und Alveolen.

DER ATMUNGSVORGANG

Im Rumpf, der von deiner Wirbelsäule gestützt wird, erfolgt der Großteil deiner Atmung. Deine Brustmuskulatur vergrößert und verkleinert dabei laufend das Volumen deines Brustkorbes. Maßgeblich an der Ein- und Ausatmung beteiligt ist dein Zwerchfell *(Diaphragma)*, der größte Atemmuskel im Körper. Als kuppelförmige Muskelplatte trennt das Zwerchfell die Brusthöhle mit Herz und Lunge von der Bauchhöhle mit den Verdauungsorganen Magen und Darm.

Du kannst dir das Zwerchfell wie einen Fallschirm zwischen Bauch- und Brustraum vorstellen, dessen gewölbte Mitte bei der Einatmung nach unten und bei der Ausatmung wieder nach oben geht. Ja, richtig! Bei der Einatmung nach unten. Wir schauen uns diesen Atmungsvorgang in der Abbildung auf der nächsten Seite nochmal detailliert an.

Deine Einatmung wird durch die Kontraktion der Einatemmuskeln, das sind hauptsächlich das Zwerchfell und die Zwischenrippenmuskulatur, ermöglicht. Beim Einatmen zieht sich das Zwerchfell zusammen und die Kuppel senkt sich ab. Ups, jetzt wird es eng für deine Organe, die darunterliegen. Sie werden nach unten und zur Seite gedrückt und haben weniger Platz. Deine Bauchdecke kommt zu Hilfe: Indem sie nach vorn und an den Flanken zur Seite ausweicht, vergrößert sie diesen Raum wieder. Dies ist deutlich an einem Vorwölben der Bauchdecke zu sehen, wenn du einatmest. So erweitert sich automatisch auch das Volumen deines Brustraumes. Zusätzlich vergrößern auch die Zwischenrippenmuskeln *(Intercostalmuskulatur)* durch Anheben deiner Rippen den Brustkorb. Die Lunge, die mit den Wänden des Brustraumes verbunden ist, folgt dieser Bewegung. Sie dehnt sich aus und lässt die Luft bis in die unteren Enden einströmen.

Beim Ausatmen entspannt sich das Zwerchfell und die Kuppel kann sich wieder nach oben wölben. Der Volumenraum der Lunge und des Brustkorbs verkleinert sich, die Luft wird herausgedrückt.

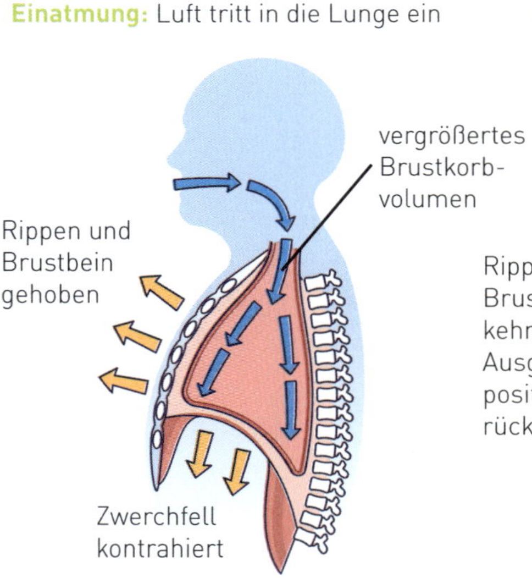

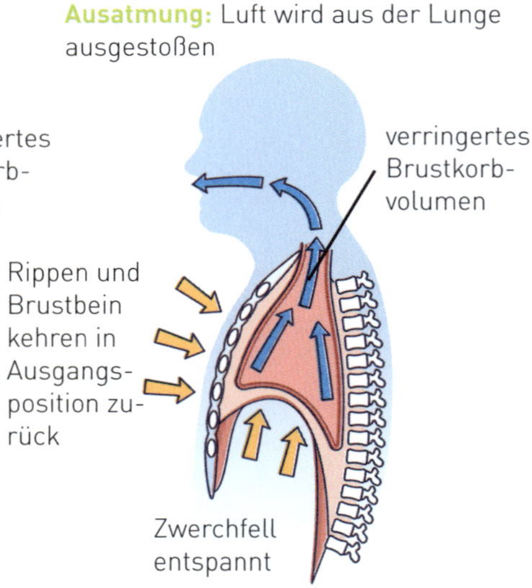

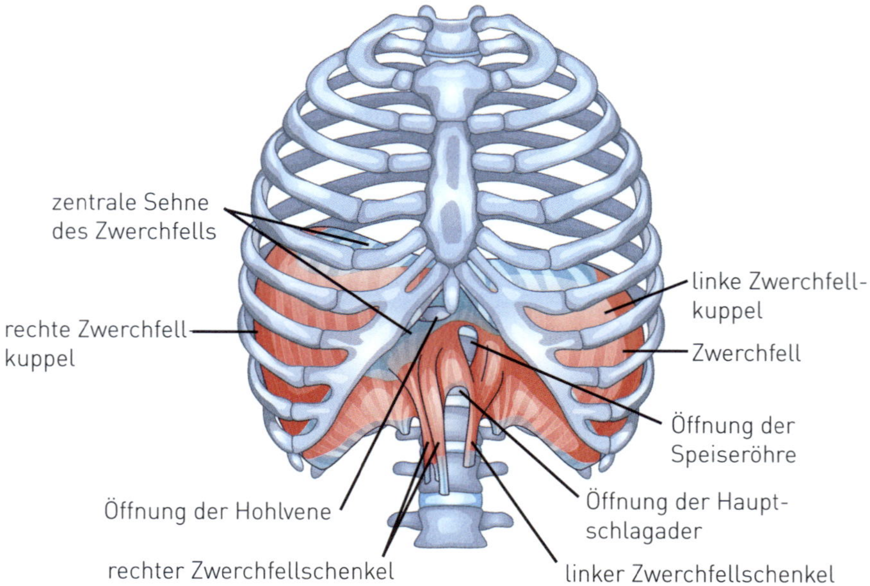

Das Zwerchfell ist der wichtigste Atemmuskel. Es hat eine kuppelförmige Struktur und trennt den Brustkorb vom Bauchraum. Beim Atmungsvorgang senkt es sich mit der Ein- und hebt sich mit der Ausatmung (obere Abbildungen).

Noch einmal kurz zusammengefasst:

- Einatmung – Zwerchfell senkt sich – Bauch raus
- Ausatmung – Zwerchfell hebt sich – Bauch rein

Wenn du die Bewegung deines Zwerchfells spüren möchtest, dann probiere gern Folgendes aus: Leg eine Hand auf deinen oberen Bauch und huste ein paar Mal. Was du hier spürst, ist die Bewegung deines Zwerchfells!

Beim Atmen ist die Atemmuskulatur tatkräftig am Werk, um den Prozess anzutreiben und am Laufen zu halten. Die zwei wichtigsten Atemmuskeln sind das kuppelförmige Zwerchfell und die Zwischenrippenmuskulatur. Diese umfasst die Muskeln, die sich gitterartig zwischen deinen Rippen befinden. Die äußeren Zwischenrippenmuskeln heben die Rippen bei der Einatmung an, die inneren senken sie bei der Ausatmung ab.

Aber auch die Hals-, Brust-, Bauch- und Rückenmuskulatur sowie viele weitere Atemhilfsmuskeln gehören zur Atemmuskulatur. Je nach Art und Weise deiner Atmung ergibt sich ein komplexes Zusammenspiel zwischen all diesen einzelnen Muskeln.[24] Hier wird der Zusammenhang zwischen deiner Atmung und deiner Körperhaltung besonders deutlich, da deine Muskulatur auf beide Phänomene gleichzeitig wirkt und alles miteinander in Verbindung steht. Übungen zur Atmung und zur Körperhaltung sind deshalb in Bezug auf die Stimme immer sinnvoll.

ATMUNG UND SPRECHEN

Wie wir bereits im Abschnitt »Der Kehlkopf« gesehen haben, kann deine Stimme nur durch Atmung entstehen, denn durch die Ausatmung werden deine Töne gebildet. Atmung und Stimme sind unweigerlich miteinander verbunden. Gute Atmung ist der Beginn und das Fundament einer wirkungsvollen und ausdauernden Stimme. Was aber ist nun die richtige Atmung beim Sprechen als Yogalehrerin oder Yogalehrer und welche Körperhaltung wirkt sich positiv auf deine Atmung beim Sprechen aus? Wie kannst du gut atmen, wenn du deine Ansagen in einer Yogastunde machst? Das klären wir genau jetzt.

Atmung und Körperhaltung

Deine Atmung verändert sich mit verschiedenen Tätigkeiten. Ob du schläfst, dich entspannst, Sport machst oder sprichst, stehst, gehst oder sitzt: Alles, was du tust, und jede deiner Körperhaltungen wirkt sich unmittelbar auf deine Atmung aus. Und somit, wie wir bereits wissen, auch auf deine Stimme. Wir führen an dieser Stelle die anatomischen Grundlagen, die du bis hierhin kennengelernt hast, und deine Atmung zusammen.

Dein Zwerchfell senkt und hebt sich bei der Atmung. Seine Bewegung ist abhängig von der Haltung deines Körpers und hat großen Einfluss auf deine Atmung. Wenn dein Bauch frei und nicht eingeengt ist, sodass er sich bei der Einatmung locker nach außen wölben kann, kann das Zwerchfell seine Bewegung ungehindert vollziehen. Wird dein Bauch hingegen eingedrückt oder gequetscht, so wird auch der Bewegungsspielraum des Zwerchfells eingeschränkt, weil die Organe dann nicht ausweichen können. Das wirkt sich wiederum negativ auf deinen Atemfluss und dein Atemvolumen aus. Deine Stimme kann infolgedessen dünn oder brüchig werden, sie wird weniger voll klingen. Generell gilt, dass Stress und Fehlhaltungen im Alltag unsere Atmung massiv beeinträchtigen können. Nicht nur, wenn du in deinem Beruf als Yogalehrerin oder Yogalehrer viel sprichst, ist es wichtig, darauf ein Auge zu haben. Aber was ist nun eine gute Körperhaltung für deine Atmung und für deine Stimme in deinen Yogastunden?

Als Yogalehrerin oder Yogalehrer heißt das für dich, dass du besonders gut im Stehen oder Gehen sprechen und unterrichten kannst, denn hier kann die ganze Muskulatur des Rückens straff werden, die Wirbelsäule mit den einzelnen Wirbeln kann sich in ihre volle Größe aufrichten und dein Bauch hat genügend Raum und ist nicht eingedrückt. Achte aus diesem Grund auch darauf, dass keine engen Hosengummis oder Leggings deinen Bauch einschnüren. Er beziehungsweise das Zwerchfell brauchen Platz zum Atmen!

Wenn du im Sitzen unterrichtest, dann achte auf die Erdung deiner Sitzknochen als unterstem Teil deines Beckens und ihre gleichmäßige Belastung. Der Beckenboden muss in Bezug auf Atmung und Stimme einiges leisten, wie wir gesehen haben. Mach deine Wirbelsäule vor allem aus dem unteren Rücken, also aus dem Bereich deiner Lendenwirbelsäule heraus lang. Das richtet fundamental deine ganze mittlere Achse auf, dein Zwerchfell kann sich in deinem lockeren Bauch gut bewegen und der Atem und die Stimme können besser fließen. Bleibe in den natürlichen Kurven deiner Wirbelsäule und bring sie Wirbel für Wirbel leicht nach oben, als würdest du an einem durchsichtigen Faden sanft nach oben gezogen. Deine Schultern, dein Nacken und Hals bleiben dabei entspannt. Vor allem deine Schultern solltest du bei der Einatmung keinesfalls nach oben ziehen, das verspannt und verengt den Brustkorb und Atem und Stimme haben so weniger Raum. Gerade bei Lampenfieber oder im Stress kommt dies häufig vor. Leg hier ein besonderes Augenmerk auf deine Schultern, lockere sie eventuell vorher durch Schulterkreisen, wenn du dazu neigst, sie hochzuziehen (siehe Körperübung 3 (Seite 80) im Abschnitt »Basisübungen für die Stimme«). In einer normalen Yogastunde wirst du wahrscheinlich zwischen Sitzen, Gehen und Stehen abwechseln und beim Sprechen nicht immer statisch vorn auf deiner Matte sein. Das ist gut so. Lenk dabei immer wieder kurz den Fokus auf deine eigene Körperhaltung und deine Atmung, bevor du wieder in die offene Beobachtung deiner Schülerinnen und Schüler gehst.

Deine Atmung kann also in einem durch die Wirbelsäule aufgerichteten Körper mit freiem Bauch und lockeren Schultern gut fließen. Dein Raum ist so gut vorbereitet für die Stimme. Für dich als Yogalehrerin oder Yogalehrer gibt es eine bestimmte Form der Atmung, die sinnvoll ist, wenn deine Stimme kraftvoll klingen soll und du darüber hinaus vielleicht mehrere Stunden unterrichtest und dir deshalb auch einen gesunden und ökonomischen Einsatz deiner Stimme wünschst. Diese Atemform ist gleichzeitig die natürlichste. Außerdem verbraucht sie wenig Energie und entspannt uns. Natürlich? Energiesparend? Entspannend? Das klingt doch nach einer perfekten Atemform für den Yogaunterricht! Das schauen wir uns an. Ach ja, ihr Name ist: Bauchatmung.

Die Bauch- oder Zwerchfellatmung

Bauchatmung nennt man die Form der Atmung, die maßgeblich durch die Kontraktion und das Entspannen des Zwerchfells geschieht. Sie heißt deshalb auch Zwerchfellatmung oder Bauch-Zwerchfellatmung. Sie ist von außen deutlich am Heben und Senken der Bauchdecke zu erkennen, wenn diese sich bei der Einatmung nach außen wölbt und bei der Ausatmung wieder nach innen zurückzieht. Nur ein kleiner Teil deiner Atemmuskeln ist bei dieser Form der Atmung aktiv, du verbrauchst daher wenig Energie und Kraft und atmest sehr ökonomisch. Ganz nebenbei massiert die Bauch- oder Zwerchfellatmung die inneren Organe, kurbelt die Verdauung an, senkt die Herzfrequenz und beruhigt den Körper, indem sie den Vagusnerv, der verantwortlich für Entspannung und Regeneration im Körper ist, anregt. Kein Wunder also, dass diese Atmung auch beim Sprechen gut ist, denn du sorgst so für ausreichend Luft, ohne dich dabei groß anstrengen zu müssen. Durch die entspannende Wirkung der Bauchatmung können außerdem Überspannungen im Körper reduziert werden. Babys atmen von Natur aus in der Bauchatmung.

Gerade wenn du aufgeregt bist oder Lampenfieber hast, kann die Bauchatmung zusätzlich beruhigend sein. Eine kontrollierte Atmung hilft dann, deine Stimme auch in der Stresssituation stabil zu halten. Achte zu Beginn deiner Stunde, wenn die Aufregung am größten ist, verstärkt beim Einatmen auf das Wölben der Bauchdecke nach außen und beim Ausatmen auf das Wölben nach innen. Nimm am besten bereits bewusst einige Atemzüge in der tiefen Bauchatmung, bevor deine Schülerinnen und Schüler ankommen. Dabei bleiben dein Brustkorb und deine Schultern weitgehend ruhig und entspannt.[25]

Im Liegen kannst du die Bauchatmung besonders gut spüren, weil du dich nicht zusätzlich halten und aufrichten musst. Die Atemübung im Abschnitt »Basisübungen für die Stimme« zeigt dir eine entspannte Bauchatmung im Liegen. Dein Zwerchfell ist hier der alleinige Atemmuskel.

Im Gegensatz und in Abgrenzung zur Bauchatmung spielt bei der Brustatmung eher das Heben und Senken des Brustkorbs die dominante Rolle, während die Bauchdecke eine möglichst gleichmäßige Spannung hält. Die Brustatmung erfordert für die gleiche Menge an Luftaustausch weitaus mehr Kraft als die Bauchatmung und ist daher eher unökonomisch. Sie ist die Form der Atmung, die du bei körperlicher Anstrengung, in Stress- oder Angstsituationen, aber wahrscheinlich auch immer häufiger im Alltag, mit zu flachen und zu kurzen Atemzügen, verwendest. Für dein Sprechen ist sie wenig ratsam. Hierin liegt auch ein weiterer Grund, warum du als Yogalehrerin oder Yogalehrer die Asanas so wenig wie möglich mitpraktizieren solltest. Denn wenn du die Asanas beim Sprechen selbst durchführst, veränderst du auch deine Atmung.

Eventuell wechselst du, wenn es anstrengend wird, sogar von deiner Bauchatmung in die Brustatmung. Du veränderst in jedem Fall deinen Atemfluss und das wiederum verändert deine Stimme und wirkt auf die Teilnehmenden. Man nennt dieses Phänomen den psychorespiratorischen Effekt (darauf wird auf Seite 90 noch einmal genauer eingegangen). Es beschreibt die Wechselwirkung zwischen deiner Atmung und Stimmproduktion einerseits sowie sozialer Interaktion andererseits und offenbart, dass deine Schülerinnen und Schüler die Veränderungen deiner Stimme und Atmung in ihrem eigenen Körper mitvollziehen und mitfühlen. Dies zeigt, wie emotionale, mentale und körperliche Prozesse deine Atmung beeinflussen, sich dadurch auf deine Stimme und dann wiederum auch auf deine Schülerinnen und Schüler auswirken. Wenn du also deinen Atemfluss veränderst oder vielleicht sogar im Atmen stockst, weil du während des Sprechens selbst in eine anstrengende Asana gehst, so fließt auch der Atem deiner Yogaschülerinnen und Yogaschüler nicht mehr, weil sie dich und deine Atmung unbewusst imitieren, während sie praktizieren.

Das zeigt einmal mehr, wie wichtig und wirksam deine Atmung auch in deiner Tätigkeit als Yogalehrerin oder Yogalehrer ist. Bleibe beim Sprechen also möglichst kontinuierlich in deiner natürlichen und entspannten Bauchatmung, denn dieser Effekt wirkt auch im positiven Sinne: Deine Schülerinnen und Schüler bleiben störungsfrei bei sich und ihrer Atmung, wenn deine Stimme und deine Atmung entspannt sind. Reicht der Seitenverweis, um hier noch etwas Text in die letzte Zeile zu bekommen?

Stimmpflege

Gerade wenn du viele Yogastunden unterrichtest oder neben dem Yoga noch einem anderen Sprechberuf nachgehst, ist es hilfreich, deine Stimme gut zu pflegen. Hier kommen 12 Tipps, um die Stimme geschmeidig, gesund und tragfähig zu halten.

1. Trinke viel und über den Tag verteilt, nicht zu heiß und nicht zu kalt, am besten Wasser oder Kräutertee.
2. Iss keine zu scharfen oder würzigen Speisen, vor allem nicht direkt vor dem Sprechen.
3. Lockere regelmäßig deine Hals-, Nacken- und Schultermuskulatur.
4. Halte deine Wirbelsäule beweglich, flexibel und kräftig. Halte sie während dem Sprechen aufrecht in ihren natürlichen Kurven.
5. Gönne deiner Stimme immer wieder längere Sprechpausen.
6. Huste lieber, anstatt dich zu räuspern, das stresst die Stimmbänder.
7. Atme lieber durch die Nase als durch den Mund, dadurch wird die Atemluft gereinigt, angewärmt und angefeuchtet.
8. Sprich in deiner individuellen Wohlfühl-Stimmlage (Indifferenzlage). Gerade Flüstern und Schreien sind purer Stress für deine Stimme.
9. Wärme deine Stimme nach längerem Schweigen auf, zum Beispiel durch Lippenflattern (siehe Übung im folgenden Abschnitt) oder durch leise Brummtöne.
10. Artikuliere deutlich, das spart Stimmkraft.
11. Lüfte die Räume gut, in denen du sprichst.
12. Halte deine Kehlkopfpartie warm.

BASISÜBUNGEN FÜR DIE STIMME

Du hast bis hierhin viel über die Funktion und die Anatomie deiner Stimme und Sprache gelesen. Vertiefe dein Lernen gern, indem du dieses theoretische Wissen nun ganz praktisch in deinen Körper bringst und es spürst. Du nimmst so nicht nur deinen Kopf, sondern die Intelligenz deines gesamten Körpers, dein Herz und jedes Gewebe, jede Faszie, jede Faser und Zelle mit und speicherst deine Erfahrung tiefer. Im Folgenden findest du je eine Übung zur Rotation der Brustwirbelsäule und zur Lockerung deiner Schultern, zwei Übungen zur Artikulation und zwei Atemübungen. Alle Übungen außer dem Drehsitz *Ardha Matsyendrasana* sind für die Stehposition beschrieben, du kannst sie natürlich gern auch im Sitzen durchführen. Achte dabei immer auf eine Aufrichtung deiner Wirbelsäule in ihren natürlichen Kurven und auf eine Erdung deiner Füße im Stehen oder deiner Sitzknochen im Sitzen. Ich wünsche dir viel Freude damit!

Übung 1

Mobilisierung der Brustwirbelsäule

Der halbe Drehsitz *(Ardha Matsyendrasana)*

Das ist Wellness für deine Wirbelsäule! Der halbe Drehsitz ist eine wahre Wohltat für die Mobilität deiner Brustwirbelsäule.

Du brauchst

- eventuell eine Yogamatte
- 5 bis 10 Minuten Zeit

Und so geht's

1. Setze dich aufrecht und mit ausgestreckten Beinen auf deine Matte und erde deine Sitzknochen gut.
2. Stelle deinen linken Fuß außen an dein rechtes Knie und erde ihn gut.
3. Atme ein, länge deine Seiten und hebe deinen Brustkorb.
4. Atme aus, umgreife mit deiner rechten Hand das linke Knie.
5. Atme ein, zieh deine Schulterblätter an den Körper und weite noch einmal den Brustkorb.
6. Atme aus, ziehe deinen unteren Bauch ein, drehe deinen Oberkörper nach links und stelle deine linke Hand hinter deinem Gesäß ab. Achte darauf, kein Gewicht auf diese Hand zu geben, leg sie wirklich nur auf.
7. Wenn du in der Drehhaltung angekommen bist, entspanne deinen Bauch und deine Schultern. Du kannst zur Seite oder nach hinten über die Schulter schauen, wenn sich das im Nacken gut anfühlt.
8. Atme weich und gleichmäßig in den Bauch und bleibe hier für 5 bis 10 Atemzüge.
9. Atme ein und komm zurück nach vorn, lass die Arme sinken und strecke beide Beine aus.
10. Spüre nach und wechsle dann die Seite.

Im Fokus

- Achte darauf, die Drehung nicht aus den Schulterblättern heraus »vorzutäuschen«, sondern wirklich aus deiner Wirbelsäule heraus zu drehen.
- Der Schlüssel zu mehr Länge in der Wirbelsäule liegt in der Verwurzelung über die Sitzknochen. Lass deine Sitzknochen und den aufgestellten Fuß gut geerdet, damit deine Lendenwirbelsäule lang und stabil bleibt.
- Richte deine Wirbelsäule mit jeder neuen Einatmung neu auf und gehe mit der Ausatmung noch etwas tiefer in die Drehung. Bleibe auch in der Ausatmung in dieser schönen Aufrichtung.

Variante

Du kannst diese Übung intensivieren, indem du das Knie nicht nur mit der Hand umgreifst, sondern indem du deinen Ellbogen an der äußeren Seite des Knies einhakst. Du kannst so die Hebelwirkung nutzen, um noch tiefer in die Drehung zu kommen. Sei dabei vorsichtig und gehe nicht über deine Grenze hinaus.

Übung 2

Lippen und Stimmlippen

Lippenflattern

Lockere Artikulationsorgane fördern eine deutliche Artikulation und unterstützen die Tragfähigkeit deiner Stimme. Deine Lippen und ihre Muskulatur sind maßgeblich an einer guten Artikulation beteiligt und du kannst sie mit dieser Übung trainieren und lockern. Auch auf die Druckverhältnisse deiner Stimmbänder wirkt sich das Lippenflattern positiv aus. Diese Übung eignet sich außerdem hervorragend zum Aufwärmen der Stimme vor deinen Yogastunden.

Du brauchst

- 5 Minuten Zeit

Und so geht's

1. Stelle dich auf den Boden. Öffne deine Füße etwa hüftgelenksweit und erde sie gut. Richte deine Wirbelsäule in ihren natürlichen Kurven auf. Entspanne deine Schultern.
2. Schnaube drei Mal wie ein Pferd kurz durch deine Lippen.
3. Atme ein und mit deiner Ausatmung verlängerst du dein Schnauben. Deine Lippen flattern gleichmäßiger, je gleichmäßiger du ausatmest. Die Luft treibt das Flattern deiner Lippen an.
4. Wiederhole das lange, gleichmäßige Lippenflattern über einen ganzen Atemzug mehrere Male. Spüre dabei deine Bauchmuskulatur.
5. Wenn du möchtest, kannst du deinem Lippenflattern nun einen Ton hinzufügen. Wähle einen Ton in für dich angenehmer Tonlage, sodass du vielleicht klingst wie ein Hubschrauber. Wiederhole dieses Tönen lang und gleichmäßig mehrere Atemzüge lang. Spüre auch hier deine Bauchmuskulatur.
6. Spüre nach.

Variante
Wenn du einen Schritt weiter gehen möchtest, kannst du deinen Hubschrauber fliegen lassen und die Tonlage verändern. Fliege mit deinen Tönen nach oben zu den höheren Tönen und wieder zurück in deinen tieferen Ausgangston. Wichtig ist, dass ein Lippenflattern auch immer ein Atemzug bleibt. Versuche nicht abzusetzen. Vielleicht schaffst du es ja, deinen Hubschrauber stimmlich in einem Atemzug mehrmals abheben und landen zu lassen? Eventuell spürst du dann auch deine Bauchmuskulatur intensiver.

Übung 3

Lockerung der Schultern

Schultern kreisen

Diese einfache Übung löst Verspannungen im Schulter- und Nackenbereich und ist gerade auch direkt vor dem Sprechen hilfreich, um diesen Bereich zu lockern und Spannungen zu lösen.

Du brauchst

- 5 Minuten Zeit

Und so geht's

1. Stelle dich auf den Boden. Öffne deine Füße etwa hüftgelenksweit und erde sie gut. Richte deine Wirbelsäule in ihren natürlichen Kurven auf.
2. Lass deine Arme locker neben dem Körper hängen.
3. Beschreibe nun Kreise mit deinen Schultern: Ziehe deine Schultern hoch zu den Ohren, dann nach hinten und unten und über vorn wieder nach oben.
4. Kreise so 10- bis 15-mal.
5. Spüre nach und mach noch ein bis zwei weitere Durchgänge.
6. Ändere dann die Richtung und beginne das Kreisen in die andere Richtung: Ziehe deine Schultern hoch zu den Ohren, dann nach vorn und unten und über hinten wieder nach oben.
7. Kreise auch so 10- bis 15-mal mit weiteren ein bis zwei Durchgängen.

Variante

Du kannst nicht nur die Richtung ändern, sondern auch die Größe der Kreise variieren, also zum Beispiel mit kleinen Kreisen beginnen und dann immer größer werden.

Übung 4

Vokale im Wechsel

Durch eine gute Artikulation stärkst du die Verständlichkeit, Tragfähigkeit und Überzeugungskraft deiner Stimme, damit dich deine Yogaschülerinnen und Yogaschüler gut verstehen. Eine deutliche Artikulation hat nebenbei den hilfreichen Effekt, dass du energiesparend sprichst, indem du alle deine Werkzeuge optimal einsetzt. Außerdem wirkst du durch eine klare und deutliche Aussprache kompetent. In dieser Übung erkundest du die Artikulation und den Klang der Vokale. Spüre dabei besonders die Bewegung deiner Lippen, der Zunge und des Kiefers.

Du brauchst

- 5 Minuten Zeit

Und so geht's

1. Stell dich auf den Boden. Öffne deine Füße etwa hüftgelenksweit und erde sie gut. Richte deine Wirbelsäule in ihren natürlichen Kurven auf. Entspanne deine Schultern.
2. Sprich nun folgende Vokale laut im Wechsel und achte dabei auf deine Lippen und auf deine Zunge. Übe jeden Wechsel 3-mal.

Ü – I

A – E

U – E

E – O

Übung 5

Wahrnehmung der Bauchatmung

Du brauchst
- 1 bis 3 unterschiedlich schwere Bücher
- eventuell einen Yogablock

Und so geht's
1. Bevor du beginnst, leg dir die Bücher und eventuell den Block griffbereit neben deine Matte oder deinen Platz auf dem Boden.
2. Leg dich flach auf den Rücken und lass die Beine ausgleiten. Deine Arme liegen entspannt neben deinem Körper. Schließe die Augen und bring die Aufmerksamkeit zu deinem Bauch.
3. Lass deinen Bauch weich werden.
4. Atme 3-mal bewusst in deinen Bauch ein und aus und spüre das Heben und Senken deiner Bauchdecke.
5. Leg nun ein leichtes Buch oder den Yogablock auf deinen Bauch.
6. Atme drei Atemzüge gegen das Gewicht an und spüre den Unterschied.
7. Wenn du möchtest, kannst du das Gewicht schrittweise vorsichtig erhöhen.
8. Verweile ein paar Atemzüge im Spüren des Gewichts.
9. Löse dann mit der Ausatmung auf, leg die Gewichte beiseite und bring die Arme seitlich neben den Körper. Spüre fünf Atemzüge ohne Gewicht nach.

Variante

Du kannst die Bauchatmung auch ohne Gewichte als Pranayama praktizieren. Erhöhe dazu gern deinen Brustkorb, indem du eine zusammengerollte Decke unter deine Wirbelsäule legst. Du kannst eine Hand auf deinen Bauch und die andere auf das Herzzentrum legen und so einige Atemzüge in die tiefe Bauchatmung kommen.[26]

Übung 6

Aktivierung des Zwerchfells

Hühner verscheuchen

In dieser Übung geht es darum, die für das Sprechen förderliche Bauchatmung zu trainieren und das Zwerchfell zu aktivieren. Stell dir dazu vor, du bist auf der Wiese nahe einem Bauernhof und schöne, tiefrote Kirschen sind vom alten Kirschbaum gefallen. Du möchtest sie aufheben und essen, doch du musst sie gegen die freilaufenden Hühner verteidigen.

Und so geht's

1. Stell dich auf den Boden. Öffne deine Füße etwa hüftgelenksweit und erde sie gut. Richte deine Wirbelsäule in ihren natürlichen Kurven auf. Entspanne deine Schultern.
2. Scheuche die ankommenden imaginären Hühner mit einer Bewegung deiner Hände weg.
3. Forme dabei gleichzeitig den Laut »Ksch«.
4. Stell dir vor, die Hühner kommen immer wieder näher, und lass den Laut »Ksch« immer schneller und häufiger erklingen.[27]

3

Ausdruck und Kommu-nikation

STIMME UND SPRACHE HABEN EINE WIRKUNG

Die Wirkung von Stimme und Sprache umfasst ein komplexes, in ständiger Entwicklung begriffenes Zusammenspiel, das Erkenntnisse aus Linguistik, Psychologie, Anatomie, Medizin, Neurowissenschaften und Kommunikationsforschung vereint. Dieser Umstand zeigt, wie vielschichtig unsere stimmliche und sprachliche Kommunikation ist und welch tiefgreifenden Einfluss sie auf zwischenmenschliche Interaktionen und individuelle Wahrnehmungen hat. Immer wirken deine Sprache und deine Stimme auf andere und gleichzeitig auch auf dich selbst. Sprechen ohne Wirkung ist nicht möglich. Eine wohlklingende Stimme, verbunden mit treffenden und empathischen Worten, wirkt nicht nur überzeugend auf dein Gegenüber, sondern schenkt auch dir selbst im gleichen Moment Selbstvertrauen und Sicherheit. Ob sie dabei besser kräftig oder sanft klingen sollte, ist von der Situation und deinem Ziel abhängig.

DEINE STIMME IM YOGA

Durch die Wirkung deiner Stimme und deiner Sprache trittst du in deinen Yogastunden mit den Teilnehmenden in Verbindung und Kommunikation. Während die akustischen Schwingungen deiner Stimme über das Außen-, Mittel- und Innenohr der Teilnehmenden aufgenommen und neuronal verarbeitet werden, entfaltet sich parallel dazu eine tiefere Dimension der Resonanz. Stimmqualitäten wie Tonhöhe, Lautstärke und Klangfarbe können auf emotionaler Ebene berühren und nachhaltige Impulse setzen. Gerade im Kontext des Yoga, wo es um ganzheitliche Entwicklung geht, kann diese Resonanz zwischen Sprache und Emotion eine transformative Kraft entwickeln. Bevor wir uns deshalb ein Modell und ein paar wichtige Grundsätze der Kommunikation anschauen, wollen wir uns damit beschäftigen, was die Wirkung deiner Stimme und deiner Sprache beeinflusst und wie du professionell damit umgehen kannst.

Es hat einen bestimmten Grund, dass du Yogalehrerin oder Yogalehrer geworden bist und dass du Yoga unterrichtest. Du hast eine Botschaft, die du deinen Schülerinnen und Schülern vermitteln möchtest, und eine Leidenschaft, die dich antreibt. Dein Yoga hat einen höheren Sinn und eine spürbare Tiefe, eine Essenz oder Urquelle und ist neben der körperlichen auch eine spirituelle Praxis. Natürlich musst du diese Botschaft deinen Yogaschülerinnen und Yogaschülern nicht explizit mitteilen und doch solltest du sie für dich selbst kennen und darum wissen. Was ist deine Intention, deine Absicht als Yogalehrerin oder Yogalehrer? Warum stehst du in diesem Raum vor deinen Schülerinnen und Schülern? Was möchtest du ihnen (heute) mit auf den Weg geben?

Wenn Yoga für dich vor allem eine körperliche Praxis ist, so könnte deine Intention vielleicht lauten: »Ich möchte Kraft und Flexibilität in die Körper meiner Schülerinnen und Schüler bringen.« Wenn Yoga für dich mehr ist als Körperarbeit, so wird es schon etwas herausfordernder, Worte für deine Botschaft zu finden. Denn wir bewegen uns dann zunehmend im immateriellen Raum, der zunächst einmal nicht greifbar oder sichtbar ist, im Gegensatz zu allem Körperlichen. Versuche dennoch Worte dafür zu finden, was du mit deinem Yogaunterricht vermitteln möchtest, warum du eine Ausbildung gemacht hast, um vor deinen Schülerinnen und Schülern zu stehen. Was ist es, das dich antreibt? Was berührt dich selbst immer wieder?

Bevor du also deine Botschaft des Yoga durch deine Stimme nach außen in den Raum bringst, formuliere deine innere Haltung erst einmal für dich. Vielleicht ist es hier einmal mehr hilfreich, dir bewusst zu machen, dass du nur der Kanal für die Weisheit des Yoga und nicht die Quelle dessen bist. Deine Botschaft ist sehr individuell und persönlich, genauso individuell und persönlich, wie es deine Stimme und deine Sprache sind. Nimm dir Zeit, deine Intention in Worte zu fassen und aufzuschreiben. Es ist gut möglich, dass sie sich über die Zeit verändert, so wie sich auch dein Yoga und du selbst sich verändern und entwickeln. Auch dein Weg als Yogalehrerin oder Yogalehrer ist eine lebenslange Reise. Nimm dir also gern Zeit, um in der folgenden Übung deine Lehrmotivation zu reflektieren.

Übung

Reflexion

Meine Intention und meine Botschaft als Yogalehrerin oder Yogalehrer

Du brauchst
- einen Stift
- 10 Minuten Zeit

Und so geht's
Nimm dir einen ruhigen Moment Zeit, um deinen persönlichen Yogaweg und deine Lehrmotivation zu erkunden, und notiere dir deine Ideen und deine Botschaft als Yogalehrerin oder Yogalehrer. Nutze dazu, wenn du möchtest, folgende Impulse:

1. Wer oder was hat dich auf den Weg des Yogalehrens geführt?
2. Welche zentrale Botschaft hast du?
3. Welche Überzeugungen prägen deinen Unterricht?
4. Aus welcher Quelle schöpfst du deine Inspiration?
5. Warum praktizierst du selbst immer wieder Yoga?
6. Was berührt dich im Yoga?
7. Was sollen deine Schülerinnen und Schüler in deinen Stunden erfahren?
8. Was möchtest du mit deinen Schülerinnen und Schülern teilen und an sie weitergeben?

Hier ist Platz für deine Ideen:

____

____

____

Du hast nun deine Botschaft, deine Absicht für dich formuliert und in Worte gefasst und damit ein tragendes Fundament geschaffen, das dich als Yogalehrerin oder Yogalehrer hält, trägt und stützt. Es schenkt dir Sicherheit und Vertrauen in deine Tätigkeit. Derartige Reflexionen sind übrigens keine einmalige Übung, sondern ein lebendiger Prozess, der mit dir und deiner Lehrerfahrung wächst und reift.

Wenn du deine Intention und deine Idee vom Yoga kennst, hast du bereits einen grundlegenden Schritt gemacht, um gut zu wirken. Du trägst deine Botschaft in dir und strahlst sie in Körperhaltung, Stimme, Gestik und Mimik aus. Deshalb ist es so wichtig, dass du sie kennst. Setz dir gern auch für jede einzelne Yogastunde, die du unterrichtest, eine eigene Intention, die dann hinter deinem Sprechen steht und dir den Rücken stärkt. Meist wird dies gleichzeitig das Thema deiner Stunde sein.

Eine Intention kann dieses Thema aber auch vertiefen oder qualitativ auf eine andere Ebene heben, wie folgendes Beispiel zeigt: »Ich möchte heute den unteren Rücken meiner Schülerinnen und Schüler kräftigen« – das könnte das Thema deiner Stunde sein. Wenn du weißt, dass du viele Menschen mit Schmerzen oder Rückenproblemen in deinem Unterricht hast, so lautet eine zusätzliche Intention zum Thema deiner Stunde vielleicht: »Ich möchte heute besonders behutsam und liebevoll mit meinen Schülerinnen und Schülern umgehen, da ich weiß, dass viele von ihnen Schmerzen im unteren Rücken haben.« Dieses intentionale Sprechen hat enorme Auswirkungen auf deinen Ausdruck und deine Stunde und natürlich auch auf deine Schülerinnen und Schüler. Sie spüren und sehen deine Intention in deiner Wachheit, Wärme und Aufmerksamkeit. Ganz nebenbei stärkt deine Intention deine Präsenz, sie entfacht deine Leidenschaft, richtet deine Wirbelsäule auf und wirkt sich positiv auf deine Atmung aus.

DEINE STIMME UND DEINE SPRACHE WIRKEN AUF DEN KÖRPER DER PRAKTIZIERENDEN

Du hast im zweiten Kapitel mit dem psychorespiratorischen Effekt in Bezug auf die Atmung schon ein interessantes Phänomen kennengelernt. Es impliziert, dass deine Schülerinnen und Schüler deine Atmung in ihrem Körper unbewusst mitvollziehen und imitieren. Das bedeutet unweigerlich, dass deine Atmung sie beeinflusst und intensiv körperlich auf sie wirkt, erstaunlicherweise auch, wenn zwischen euch mehrere Meter Abstand sind.

Genauso ist es, wenn du in deinen Yogastunden mit deinen Schülerinnen und Schülern sprichst. Die Teilnehmenden nehmen deine Sprechweise nicht nur akustisch wahr, sondern resonieren körperlich mit. Lass uns diese erstaunliche Wirkung noch einmal genauer betrachten, denn dieser Aspekt kann tatsächlich der Gamechanger in deinen Yogastunden sein: Deine Yogaschülerinnen und Yogaschüler verändern ihren Körper, je nachdem wie du deine Art zu sprechen veränderst. Faszinierend. Wenn du also sehr schnell sprichst und atmest und dabei eine hohe Körperspannung aufbaust, dann erhöht sich auch der Muskeltonus und die Anspannung deiner Schülerinnen und Schüler. Ihre Körper werden undurchlässig, sie spannen viele ihrer Muskeln an, werden in ihren Asanas starr und unbeweglich und bekommen Probleme mit ihrer Atmung. Eine tiefergehende Erfahrung im Yoga ist so nicht möglich.

Genauso ist es möglich, deine Schülerinnen und Schüler mit einer monotonen, wenig bewegten, langsamen Sprechweise in tieferen Tonlagen kombiniert mit einer gleichmäßigen Bauchatmung in die Meditation zu führen und ihren Körper und ihren Geist zu entspannen. Man nennt dieses Phänomen den motorischen Mitvollzug. Deine Yogaschülerinnen und Yogaschüler spiegeln deine Art zu sprechen also in ihren Körpern, obwohl sie dir ja »nur« zuhören und wahrscheinlich in einer völlig anderen Körperhaltung sind. Das Ganze funktioniert auch in großen Räumen über bis zu 30 Meter Entfernung und ohne jeden Körperkontakt.[28] Der motorische Mitvollzug ist eines der Hauptargumente, warum wir uns als Yogalehrerin oder Yogalehrer Gedanken über unsere Stimme und unsere Sprache machen sollten.

Er ist ein tiefgreifender Grund dafür, warum du die Asanas so wenig wie möglich mitmachen solltest, da du die Erfahrung deiner Schülerinnen und Schüler sonst womöglich beeinträchtigst und in eine ungewünschte Richtung lenkst.

TEMPO UND RHYTHMUS

Wie du in einer Yogastunde als Lehrerin oder Lehrer wirkst, hängt stark mit deinem Sprechtempo und deinem Sprechrhythmus zusammen. Dein Tempo beim Sprechen hat Einfluss auf die Verständlichkeit deiner Ansagen, auf deine eigene Atmung und auf die deiner Schülerinnen und Schüler. Eine angemessene Sprechgeschwindigkeit und eine gute Artikulation beeinflussen, wie gut die Informationen aufgenommen und verarbeitet werden können. Wenn du sehr schnell sprichst und sehr viele Inhalte in kürzester Zeit unterzubringen versuchst, wirkst du einerseits vielleicht lebendig und mitreißend, andererseits aber auch gehetzt oder so, als wolltest du die Yogastunde nur schnell hinter dich bringen. Du versetzt deine Schülerinnen und Schüler damit in Stress und Anspannung. Du bist nicht im Moment, nicht wirklich da und auch deinen Lernenden wird es schwerfallen, anzukommen. Wenn du zu langsam sprichst, wirkst du wenig motivierend, schlecht vorbereitet und ermüdend. Der Funke springt nicht über und deine Schülerinnen und Schüler denken ans Einkaufen oder den Job.

Für deine Yogastunde und die Gestaltung deines Sprechtempos, das auch maßgeblich das allgemeine Tempo deiner Stunde beeinflusst, ist es deshalb sinnvoll, wenn sich etwas schnellere und langsame Sprechphasen abwechseln. Zu Beginn kannst du bewusst langsamer sprechen, um deinen Schülerinnen und Schülern das Ankommen zu erleichtern. Wenn es dann zum Aufwärmen an ein paar Sonnengrüße geht, steigerst du das Sprechtempo, um mehr Schwung in deine Stimme und in die Körper der Teilnehmenden zu bringen. Im weiteren Verlauf der Asanapraxis bleibst du in einem fließenden Tempo, um dadurch motivierend und aktivierend auf die Anwesenden zu wirken.

Dein Sprechtempo hängt wesentlich mit dem Inhalt deiner Stunde zusammen. In einer ruhigen Yin-Praxis mit vielen Vorbeugen kann ein durchgehend langsames Sprechtempo wie Balsam wirken. Auch im Pranayama, der Meditation oder gegen Ende der Stunde vor *Shavasana* wirst du die Geschwindigkeit beim Sprechen wieder drosseln, um die Schülerinnen und Schüler in die Entspannung zu führen. Überlege dir also am besten vorher, wann du dein Tempo während deiner Yogastunde wechselst und welche verschiedenen Abschnitte es möglicherweise geben kann. Wähle ein schnelleres Sprechtempo für die Aktivierung und ein langsameres Sprechtempo für die ruhigeren Phasen. Achte dabei darauf, nicht in die Extreme zu verfallen. Sprich generell klar und deutlich, unabhängig vom Tempo.

So verbesserst du dein Sprechtempo

Mach Sprechpausen: Während du als Yogalehrerin oder Yogalehrer deine Ansagen durchdacht und verinnerlicht hast, durchlaufen deine Teilnehmenden einen komplexen Prozess der Informationsaufnahme und -umsetzung. Sie brauchen Zeit für die Verarbeitung der Inhalte. Gib ihnen diese Zeit, indem du Sprechpausen in deine Stunden integrierst. Diese stillen Momente sind nicht leer, sondern qualitative Verdichtungen deines Unterrichts. Sie ermöglichen den Teilnehmenden, von der kognitiven Verarbeitung in eine vertiefte körperliche und energetische Erfahrung zu gelangen. Strategische Momente für Pausen können sein:

- Momente des Ankommens zu Beginn oder in einer Haltung
- nach einer neuen Anweisung
- zwischen komplexen Alignments oder Asanas
- in ruhigen oder neutralisierenden Haltungen
- bei Übergängen zwischen Asanas
- nach bildhaften Beschreibungen

Du als Lehrperson bleibst dabei in deiner Körperspannung und aufmerksamen Präsenz und hältst den sicheren Raum für diese tiefergehende

Erfahrung im Yoga. Mein Praxistipp: Du kannst dir in deiner Stundenplanung Schlüsselstellen für bewusste Sprechpausen mit einem speziellen Symbol, zum Beispiel einem Strich (–), kennzeichnen. Dieser visuelle Anker erinnert dich in deinen Stunden an deine Pausen.

Vertiefe deine sprachliche Qualität durch effektives Zeitmanagement: Ein zentrales Qualitätsmerkmal jedes Yogaunterrichts ist die Aufrechterhaltung einer entspannten Atmosphäre ohne Zeitdruck, die sich auch in deiner Sprache widerspiegelt. Plane deshalb jede deiner Yogastunden zeitlich, denn ein effektives Zeitmanagement schenkt dir nicht nur genügend Zeit zum Sprechen, sondern auch Sicherheit, Struktur und Flexibilität. Du kannst deine Yogastunde dafür in kleinere zeitliche Module einteilen. Diese modulare Struktur ermöglicht dir eine professionelle Unterrichtsgestaltung und minimiert potenziellen Zeitdruck. So kannst du zum Beispiel ein 15-Minuten-Modul für eine Schulter-Nacken-Sequenz zu Beginn einplanen, bevor von Minute 16 bis 25 dann der Sonnengruß zum Aufwärmen folgt. Innerhalb jedes Moduls kannst du immer wieder neu Prioritäten setzen und Optionen zum Kürzen einplanen. Dieser klare Zeitrahmen erhöht deine Sicherheit im Unterrichten und vermeidet angestauten Zeitdruck, da du innerhalb der einzelnen Module kürzen kannst, wenn du in der Stunde merkst, dass du etwas zeitlich »nicht schaffst«. Ein großes Plus: Wenn du genug Zeit hast, kannst du auch entspannt und aufmerksam sprechen. Dabei ist es grundsätzlich immer wertvoller, sich Zeit für wenige Asanas zu nehmen und diese tief zu erfahren, als einen vollständigen Übungsablauf unter Zeitdruck zu absolvieren. Diese bewusste Reduktion des Übungsumfangs zugunsten der vertieften Übungsqualität kennzeichnet dich und deine Professionalität als Lehrperson.

Verlangsame deine Sprache bewusst: Ein langsames Sprechtempo ermöglicht eine volle klangliche Entfaltung deiner Stimme und den Praktizierenden eine vertiefte Verarbeitung deiner Ansagen. Es schafft Raum zum Nachspüren, lädt zur Vertiefung ein und ermöglicht außerdem eine präzise Ausrichtung. Verlangsame bei Feinausrichtungen bewusst deine Sprechgeschwindigkeit und pausiere zwischen deinen Ansagen, zum Beispiel indem du drei bewusste Atemzüge Stille hältst. Du kannst deinen Atem auch als natürlichen Zeitmesser während des gesamten Unterrichts nutzen.

Achte gerade als Schnellsprecher auf eine gute Vorbereitung und eine präzise zeitliche Planung deiner Stunde. Komm wenn möglich mit genug Vorlauf zu deinen Stunden. Mach dir bewusst, dass ein angemessenes Sprechtempo deinen Schülerinnen und Schülern Sicherheit gibt und ihnen hilft, dich gut zu verstehen. Sie fühlen deine Wertschätzung, weil du nicht mit deiner Sprache über sie hinwegrast. Zudem aktivierst und entspannst du durch dein entschleunigtes Sprechtempo ihr parasympathisches Nervensystem. Viele Menschen, die ins Yoga kommen, haben einen vollen Tag mit vielen Reizen hinter oder noch vor sich. Wenn du deine Ansagen im Yoga dann auch noch durchgängig sehr schnell und in übermäßigem Tempo produzierst, potenzierst du diese Überreizung und deine Yogastunde ist ein weiterer stressiger Baustein ihres vollen Tages. Durch gezieltes Verlangsamen deiner sprachlichen Anleitung in ausgewählten Unterrichtsphasen eröffnest du deinen Schülerinnen und Schülern hingegen einen wertvollen Raum der Entschleunigung, raus aus dem schnellen Rhythmus des Alltags und rein in die Präsenz des Yoga.

Mein Praxistipp: Auch hier kannst du dir in deiner Stundenplanung Schlüsselstellen für bewusste Verlangsamung mit einem speziellen Symbol, zum Beispiel einer Tilde (~), kennzeichnen.

Nutze gern auch folgende Impulse für dich:

- Möchtest du durch schnelles Sprechen zeigen, dass du besonders viel weißt und kannst?
- Gibst du dir selbst genug Zeit zum Ankommen? Oder kommst du unter Zeitdruck und abgehetzt in deine Yogastunden?
- Fühlst du dich in deiner Lehrerrolle wirklich angekommen? Oder spiegelt dein Tempo innere Unsicherheit wider?
- Ist dein Stundenaufbau klar strukturiert?
- Planst du realistisch oder überlädst du deine Stunden?

Harmonisch und erhebend kann es für deine Yogastunde sein, wenn du in einen fließenden Rhythmus beim Sprechen kommst und deine Schülerinnen und Schüler mit in diesen Flow nimmst. Dabei synchronisierst du dein Sprechtempo mit dem Atemrhythmus der Übungen. Das muss nicht durchgehend, sondern kann in einer Yogastunde durchaus nur phasenweise sein, zum Beispiel im Sonnengruß.

Wie du bereits weißt, nimmst du als Yogalehrerin oder Yogalehrer durch den psychorespiratorischen Effekt und den motorischen Mitvollzug auch ohne Worte Einfluss auf die Atmung und Bewegung deiner Schülerinnen und Schüler. Du kannst das aber auch explizit, also mit Worten tun, indem du die Anwesenden gezielt verbal dazu anleitest. Wenn du Atmung und Bewegung ansagst, sind dein Sprechtempo und -rhythmus von zentraler Bedeutung: Durch deine zeitliche Gliederung beim Sprechen gibst du den Takt für Bewegung und Atmung vor und bestimmst so den harmonischen Rhythmus, in dem alles ineinanderfließt.

Diese rhythmische Integration von Sprache, Atem und Bewegung lässt sich am Beispiel des Sonnengrußes anschaulich demonstrieren: »Atme ein und nimm die Arme über die Seite nach oben.« Du kannst diese Ansage auf vier Zählzeiten formulieren und deine Schülerinnen und Schüler atmen auf diese vier Zählzeiten ein und nehmen dabei die Arme nach oben. »Atme aus und tauche tief in die Vorbeuge!« Deine zweite Ansage dauert wieder vier Zählzeiten und deine Schülerinnen und Schüler atmen aus und bewegen sich in diesen vier Zählzeiten in die Vorbeuge nach unten. Jede Ansage wird so in einem gleichmäßigen Vier-Zählzeiten-Rhythmus gesprochen, der sich mit der Bewegung und dem Atem der Übenden synchronisiert. Diese rhythmische Strukturierung überführt den Sonnengruß in eine fließende Meditation in Bewegung, bei der deine Sprache als präzises Führungsinstrument dient.

Im Yoga können verbindende und ergreifende Erfahrungen entstehen, wenn sich eine Klasse ganz im Rhythmus versenkt. Sicherlich hast du selbst schon mal eine Yogastunde besucht, in der eine Yogalehrerin oder ein Yogalehrer mit klaren Ansagen genau deinen Atem- und Bewegungsrhythmus getroffen hat und du so geschmeidig mitfließen konntest. Gerade im *Vinyasa-Yoga* werden so Atmung und Bewegung synchronisiert und die einzelnen Asanas fließen kraftvoll und achtsam ineinander.

Es sei hier noch einmal betont, dass alle Menschen unterschiedlich sind, dementsprechend auch unterschiedlich atmen und sich unterschiedlich bewegen. Das Spektrum der persönlichen Rhythmen in einer Yogastunde ist folglich groß. Als Yogalehrerin oder Yogalehrer wirst du mit deinen Ansagen nie den Atem- und Bewegungsrhythmus aller Schülerinnen und Schüler einer Klasse treffen, deine verbale Anleitung kann naturgemäß nie mit allen Praktizierenden simultan harmonieren. Du kannst dieser Idee Raum geben, indem du zum Beispiel zu Beginn deiner Stunde ausdrückst, dass deine Atemvorgaben als Angebot verstanden werden dürfen, dass jeder Teilnehmende aber natürlich frei ist, in seinem persönlichen Rhythmus zu atmen.

LAUTSTÄRKE

Eine ausgezeichnete Möglichkeit, als Yogalehrerin oder Yogalehrer deine Stimme zu variieren, ist die Lautstärke, in der du sprichst. Je nachdem, ob du leise oder laut sprichst, wirken deine Ansagen unterschiedlich auf die Teilnehmenden. Wir erinnern uns, dass die Tonhöhe durch die Frequenz der Schwingungen bestimmt und in der Einheit Hertz gemessen wird. Je höher die Frequenz, also je schneller die Schwingungen der Stimmlippen, desto höher ist der Ton. Lautstärke wird in der Einheit Dezibel gemessen. Zwar ist die Lautstärke objektiv messbar, das subjektive Schallempfinden ist bei jedem Menschen jedoch sehr individuell. Für manche ist der Lärm des Verkehrs ein Stressfaktor, während andere ihn im Alltag kaum wahrnehmen. Erwiesen ist, dass 85 Dezibel und mehr auf Dauer gesundheitsschädlich für uns Menschen sind. Ein normales Gespräch hat ungefähr 60 Dezibel. Etwa in diesem Bereich, je nach Raumgröße und ob du über ein Mikro verstärkt wirst oder nicht, wirst du dich auch als Yogalehrerin oder Yogalehrer in deinen Stunden befinden.

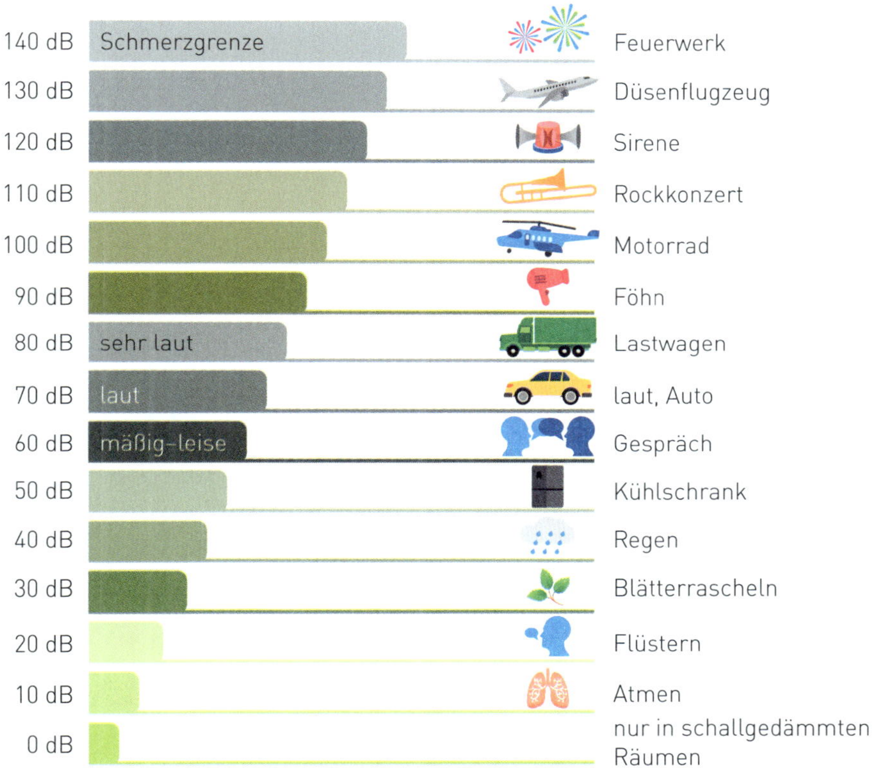

Verschiedene alltägliche und außergewöhnliche Geräuschquellen auf der Dezibelskala

Genau wie beim Sprechtempo ist es für deine Yogaschülerinnen und Yogaschüler bereichernd, wenn du deine Lautstärke variierst. Sprich generell so, dass alle im Raum dich immer gut hören können. Deine Sprechabsicht und die Raumsituation bestimmen dabei deine Lautstärke. Wenn du in einer dem Raum, dem Yoga und deinen Schülerinnen und Schülern angemessenen Laustärke unterrichtest und diese immer wieder variierst, vermittelst du Sicherheit und Empathie. Denke dabei daran, dass dich die Übenden mit geschlossenen Augen intensiver und lauter wahrnehmen.

Deine Lautstärke ist wesentlich abhängig vom Inhalt, den du in deiner Yogastunde vermittelst. Wenn du einen fließenden, aktivierenden Flow unterrichtest, motivierst du die Schülerinnen und Schüler mit einer etwas lauteren

Stimme und einer dynamischen Sprechweise. Wenn du die Anwesenden am Ende behutsam aus *Shavasana* holst, ist deine Stimme sanft und leiser.

Es ist gut, wenn du in der Lage bist, deine Lautstärke beim Sprechen immer wieder zu verändern, so vermeidest du Monotonie oder Deaktivierung und deine Schülerinnen und Schüler bleiben bei dir und bei der Sache. Pranayama und Meditation bilden hier auf die Lautstärke bezogen eine Ausnahme, worauf wir in Kapitel vier und fünf noch genauer eingehen werden. Bei den meisten Menschen besteht interessanterweise eher die Tendenz, in Situationen mit Öffentlichkeitscharakter zu laut zu sprechen. Richte einmal deinen Fokus darauf, wenn du das nächste Mal in einer Yogastunde sprichst. Viel wichtiger, als laut zu sprechen, ist es, gut artikuliert zu sprechen, um verstanden zu werden. Wenn du deine Stunde vorn auf der Matte beginnst, kannst du dich auch bei den Teilnehmenden rückversichern, indem du nach den ersten Sätzen deinen Blick in die letzte Reihe richtest und nachfragst, ob man dich so gut verstehen kann.

Auch beim Thema Lautstärke verbinden deine Yogaschülerinnen und Yogaschüler bestimmte Eigenschaften mit dir, je nachdem, wie leise oder laut du sprichst. Wenn du zu leise sprichst, empfinden dich deine Zuhörer als unsicher. Sprichst du zu laut, wirkst du unsensibel und dominant und deine Schülerinnen und Schüler werden eventuell mit innerer Abwehr auf dich reagieren.[29] Führe die Lautstärke deiner Stimme generell situationsabhängig und flexibel. Wenn du ein Mikro oder neue Technik verwendest, probiere sie vorher aus.

Es gibt keine Definition für eine optimale und allgemeingültige Stimmlautstärke für eine Yogastunde. Jede deiner Stunden ist immer wieder neu und von vielen Faktoren wie der Raumakustik und -größe, der Gruppenzusammensetzung und -größe, der Tageszeit, den Umgebungsgeräuschen und der Art der Übungspraxis abhängig. Und da Lautstärke auch noch subjektiv, also von jedem anders, empfunden wird, kann es sein, dass in einer Gruppe von 14 Teilnehmenden dieselbe stimmliche Lautstärke von der Mehrheit als angemessen empfunden wird, während einzelne Praktizierende – etwa nach einem Tag im lärmintensiven Großraumbüro – diese als zu dominant wahrnehmen. Als Yogalehrerin oder Yogalehrer wirst du in Bezug auf solche Gegebenheiten nie vollständige Klarheit finden, da du ja nicht jede Schülerin und jeden Schüler am Ende der Stunde fragst: »Na, wie war heute meine Lautstärke nach *Shavasana*?« Wenn die Schülerinnen und Schüler aber immer wieder in deine Yogastunden kommen, so hast du letztlich doch eine Antwort. Oder du nutzt tatsächlich die Möglichkeit, dir nach deiner Stunde von einzelnen Menschen deines Vertrauens Feedback über einen bestimmten Aspekt einzuholen. Frage dabei konkret nach der Lautstärke in den einzelnen Phasen deiner Stunde.

Für die Gesundheit deiner Stimme ist die Regulierung der Lautstärke wichtig, besonders wenn du deine Stimme häufig und intensiv nutzt. Wenn du dauerhaft zu laut sprichst, kann das deine Stimmbänder überlasten und zu Heiserkeit führen. Vermeide deshalb übermäßig lautes Sprechen über längere Zeiträume und nutze als gute Atemtechnik die Bauchatmung, die es dir erlaubt, mit weniger Belastung laut zu sprechen. So kann deine Stimme ohne Überanstrengung auch über einen längeren Zeitraum kräftig sein.

STIMMLAGE

Gibt es das? Eine optimale Stimmlage, die für dich als Yogalehrerin oder Yogalehrer energiesparend und entspannt ist und gleichzeitig so, dass du und deine Schülerinnen und Schüler sich wohlfühlen? Eine Stimmlage, die für dich wenig Kraftaufwand bedeutet und in der du auch mehrere Yogastunden problemlos und ohne große Anstrengung meistern kannst? Die erfreuliche Antwort ist: Ja, die gibt es! Lies gern weiter, denn schon in wenigen Minuten wirst du sie kennen und können!

Man nennt diese gesunde Stimmlage Indifferenzlage. Sie ist deine Wohlfühl-Stimmlage, in der du am bequemsten und entspanntesten auch über einen längeren Zeitraum sprechen kannst. Dieser Hauptsprechtonbereich umfasst normalerweise die obere Hälfte des unteren Drittels deines gesamten Stimmumfangs. Es handelt sich dabei nicht um einen einzelnen Ton, sondern um einen Bereich, der etwa eine Quinte umfasst. Eine Quinte entsteht, wenn man einen Ton um vier Töne nach oben oder nach unten verschiebt. In diesem

Bereich befindet sich auch dein »Brustton der Überzeugung«. Jeder Mensch hat diese Wohlfühl-Stimmlage, sie ist bei jedem individuell.

Deine Indifferenzlage bietet dir die schonendste Art zu sprechen, denn deine Stimmlippen werden hier weniger angespannt als in anderen Tonlagen, der Stimmapparat funktioniert maximal ökonomisch und deine Resonanzräume werden voll ausgefüllt. Außerdem ist deine Stimme in diesem Bereich besonders modulationsfähig und raumwirksam. Die häufigste Ursache für Stimmprobleme ist interessanterweise zu hohes Sprechen, verursacht durch eine zu hohe Spannung der Stimmlippen. Vor allem bei Aufregung oder Lampenfieber neigt man dazu.[30] Genau wie im Bereich Atmung, wo die Bauchatmung als klare Empfehlung für das Sprechen gilt, gibt es also auch in Bezug auf die Stimmlage einen eindeutigen Hauptgewinner: die Indifferenzlage.

Nun fragst du dich bestimmt, wie du diese Wohlfühl-Stimmlage finden kannst. Ganz einfach. Stell dir vor, dein Lieblingsessen wird vor dir auf den Tisch gestellt und du sprichst ein lockeres, freudiges »Mmm«. Oder du bist mit einer Freundin im Gespräch, hörst ihr aufmerksam zu und sprichst als Zeichen der Zustimmung immer wieder ein aufmerksames, lockeres »Mmm« beim Zuhören. Genau das ist sie! Du hast sie schon gefunden! Das ist deine Indifferenzlage, entspannt und unkompliziert. Suche sie immer wieder bewusst beim Sprechen und kehre stets zu ihr zurück. Dann kannst du deine Yogastunden ein Leben lang entspannt, gesund und energiesparend durchsprechen.

BETONUNG

Betonen heißt, den Inhalten, die du in einer Yogastunde vermitteln willst, Bedeutung zu geben, sie zu interpretieren. Du kannst gezielt einzelne Wörter oder ganze Sätze betonen und zwischen betonten und unbetonten Wörtern abwechseln. Die Betonung gibt deinen Anweisungen mehr Klarheit, indem du zum Beispiel die Schlüsselsilben in deinen Anweisungen akzentuierst: »*Ein*atmen, Arme *he*ben, *aus*atmen, Arme *sen*ken.«

Die Betonung zeigt, welche Botschaft du hast, was dir im Yoga im Allgemeinen und speziell in dieser Stunde wichtig ist. Auch das Lenken der Aufmerksamkeit auf verschiedene Körperteile und wichtige Sicherheitsaspekte kannst du durch deine Betonung deutlich machen: »Spüre die Dehnung in deiner Bein*rück*seite« oder »Achte besonders auf dein *vorderes Knie* im Krieger II«.

Du hast mehrere Möglichkeiten, wirkungsvoll zu betonen, diese kannst du isoliert oder kombiniert anwenden, um in deiner Yogastunde den Fokus auf einen bestimmten Inhalt zu lenken:

1. Veränderung der Lautstärke (dynamischer Akzent)
2. Veränderung der Tonhöhe (melodischer Akzent)
3. Veränderung der Sprechgeschwindigkeit oder Pausen (temporaler Akzent)
4. Veränderung des Stimmklangs (phonischer Akzent)
5. Veränderung der Artikulation (artikulatorischer Akzent)

Du kannst etwas also betonen und dadurch sprachlich und inhaltlich hervorheben, indem du lauter oder leiser, höher oder tiefer, schneller oder langsamer sprichst oder indem du einen bestimmten Stimmklang oder eine veränderte, vielleicht besonders deutliche Artikulation wählst. Deine gesamte Körperspannung, die Stärke deines Atemdrucks, die Resonanz deiner Stimme, die Spannung der Muskulatur im Hals- und Rachenbereich sind grundlegende Elemente, um deinen Ausdruck und deine Betonung zu stützen.[31]

Deine Betonung hilft den Schülerinnen und Schülern dabei, den richtigen Weg zu finden. Durch deine Betonung erfahren sie in der Yogastunde, was in diesem Moment körperlich oder geistig im Fokus ist. Indem du deine Stimme modulierst und deine Betonung präzise führst, können sie ihren Erfahrungsspielraum im Yoga erweitern, ihre Wahrnehmung verfeinern und neue Möglichkeiten des Spürens entdecken. Deine Empathie und dein anatomisches Verständnis sind auch hier deine Grundlage.

Erlaube dir, zu betonen, erlaube dir, dich auszudrücken. Meist ist es so, dass Vortragende oder Lehrende zu wenig Ausdruck in der Stimme haben.

Verändere also gern den Ausdruck und die Betonung deiner gesprochenen Sprache in deinen Yogastunden und gleiche sie der vorhandenen Stimmung deiner Stunde und deinen Schülerinnen und Schülern an. Wenn du zum Beispiel *Balasana*, die Stellung des Kindes, unterrichtest, kannst du kurz selbst in die Ruhe, in die intensive Begegnung mit dir selbst und in den Rückzug und die Weichheit dieser Asana hineinspüren. Das wird sich wie von selbst auf deine Betonung auswirken, du wirst leiser und langsamer sprechen, vielleicht sogar momentweise schweigen. Reflektiere dich selbst dabei immer wieder kritisch: Ist das Gesagte stärker oder wichtiger als die Stille? Sind meine Worte jetzt wirklich notwendig? Oder ermöglicht gerade mein Schweigen den Praktizierenden eine vertiefte, eigenständige und sichere Erfahrung?

Hilfe, meine Stimme setzt aus und mein Kopf ist leer!

Du weißt zwar schon viel über stimmliche und sprachliche Details und wie das rein technisch alles zu laufen hat, aber trotzdem bist du vor deinen Yogastunden aufgeregt oder hast Angst, kein Wort herauszubringen? Dann denkst du, dass du das alles eigentlich gar nicht kannst, und traust dich auf einmal nichts mehr zu sagen? Dein Körper spielt verrückt und du kannst kurz vor der Stunde nicht mehr klar denken? Gerade am Anfang, wenn die Teilnehmenden alle langsam eintrudeln und dann erwartungsvoll auf ihren Matten sitzen, ihre Blicke auf dich richten und du zu sprechen beginnen sollst, macht sich die Nervosität besonders stark bemerkbar?

Herzlichen Glückwunsch, du hast alles richtig gemacht! Du hast dich der Situation gestellt und dich getraut, vor die Schülerinnen und Schüler zu treten. Dein Multitalent Körper schüttet in diesen Momenten die Stresshormone Adrenalin und Cortisol aus und aktiviert dein sympathisches Nervensystem, damit du besonders wach und präsent bist. Du kannst dich jetzt fabelhaft konzentrieren. Nimm deine Scheu und das Lampenfieber an, sie sind gut und wichtig und das Beste, was dir passieren kann, um nicht langweilig zu wirken. Vielleicht bekommst du auch feuchte Hände oder Herzklopfen, wahrscheinlich macht sich dein wunderbar intakter Körper irgendwie bemerkbar und zeigt dir in all seiner Lebendigkeit, dass er absolut bereit ist. Einer Sache kannst du dir dabei ziemlich sicher sein: Diese körperlichen Symptome wirst nur du so stark und innerlich wahrnehmen, deine Schülerinnen und Schüler bekommen davon oft nur wenig oder gar nichts mit.

Viele Yogalehrende kennen dieses Gefühl der Aufregung oder der Angst vor dem Sprechen. Du spürst dich als Lehrperson in diesen Augenblicken besonders stark und wirkst gleichzeitig genau dort, wo du sein möchtest. Meist verschwindet das Lampenfieber nach den ersten gesprochenen Sätzen genauso, wie es gekommen ist. Damit deine Worte dennoch auch mit Herzrasen fließen, hier ein paar hilfreiche Tipps:

- Bereite dich gut auf deine Stunde vor. Das ist deine Grundlage.
- Komm frühzeitig an. Lerne den Raum kennen, stimme dich in Ruhe ein und leg dein Material zurecht.
- Nimm deine Aufgeregtheit und deine Angst als normale und positive Aktivierung wahr und geh konstruktiv damit um: »Mein Körper funktioniert! Ich bekomme eine Extraportion Energie! Ich darf Yoga unterrichten!«
- Atme, wenn die Aufregung kommt, in der tiefen Bauchatmung. Achte vor allem auf deine Ausatmung und verlängere sie.
- Erde dich. Spüre im Sitzen deine Sitzknochen, im Stehen deine Füße. Du wirst auch in diesem Moment sicher von der Erde getragen und gestützt.
- Formuliere eine positive Absicht, ein *Sankalpa* für deine Stunde: »Ich bin gut vorbereitet«, »Ich freue mich auf meine Yogastunde« oder vielleicht »Ich bin mit der Quelle des Yoga verbunden«.
- Kurz vor deiner Stunde kannst du deinen Körper lockern, indem du ihn kräftig schüttelst und so die Anspannung löst.
- Vertraue dir selbst: Deine Erfahrung und dein jetziger Wissenstand sind genug. Du kannst das.

Auch deine bewusst gesetzten Sprechpausen sind ein elementarer Teil deiner Betonung und ein sehr kraftvolles Instrument der Akzentuierung. Häufig entwickelt sich gerade in diesem Spannungsfeld zwischen Wort und Stille die transformative Kraft des Yoga.

NONVERBALE SIGNALE UND KÖRPERSPRACHE

Wenn du als Yogalehrerin oder Yogalehrer sprichst, sendest du neben deiner gesprochenen Sprache auch nichtsprachliche, also nonverbale Signale. Selbst wenn du schweigst, spricht dein Körper und sendet Botschaften, auf deren Wirkung die Teilnehmenden reagieren. Wenn du als Yogalehrerin oder Yogalehrer mit hochgezogenen Schultern, hängenden Mundwinkeln und gerunzelter Stirn unruhig durch den Raum läufst, bevor die Stunde beginnt, und dabei noch flach und schnell atmest, dann drückst du dich aus – du sendest eine Botschaft, ohne einen einzigen Laut von dir zu geben. Körpersprache ist ehrlich und läuft oft unbewusst ab. Du als Mensch wirkst, ob du willst oder nicht.

Deine Körperhaltung, deine Mimik, dein Blickkontakt, deine Gestik, deine Atmung, dein Auftreten, dein Stimmklang, all das spricht ganz ohne Worte Bände und sagt oft viel mehr als das, was du inhaltlich auf der Wortebene sagst. Nonverbale Signale beschreiben demnach, wie du etwas sagst.

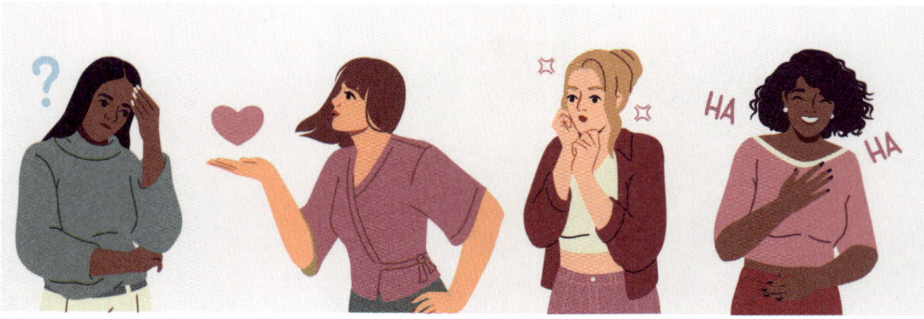

Körpersprache ist ein wesentlicher Aspekt der nonverbalen Kommunikation. Durch sie drücken wir unterschiedliche Emotionen aus.

Diese nonverbalen Faktoren, die an dir optisch und akustisch von deinen Schülerinnen und Schülern wahrgenommen werden können, spielen eine zentrale Rolle in der Kommunikation. In einer Studie des amerikanischen Sozialpsychologen Albert Mehrabian fallen in der Kommunikation 7 Prozent auf den Inhalt, 38 Prozent auf die Stimme und 55 Prozent auf die Körpersprache.[32] Wow, das ist mehr als die Hälfte für die Körpersprache, der Inhalt sieht dabei mit 7 Prozent ziemlich blass aus!

Idealerweise unterstützen deine nonverbalen Signale das Gesagte und gehen harmonisch mit ihm einher, ohne dass deine Schülerinnen und Schüler etwas als störend empfinden. Wenn deine gesprochene und deine Körpersprache zusammenpassen, entstehen Vertrauen, Glaubwürdigkeit und Authentizität. Wenn du in deiner Stunde zum Beispiel sagst: »Nimm deine Arme wie Flügel über die Seite nach oben«, so kannst du diese Ansage mit Gesten unterstreichen, indem du die Bewegung selbst mitmachst und deine Arme auch über die Seite öffnest. Irritierend wäre es, wenn du während dieser Ansage deine eigenen Arme anwinkelst und parallel zum Boden hältst. Wahrscheinlich würden es dir manche deiner Schülerinnen und Schüler nachmachen, auch wenn du das so wörtlich nicht angesagt hast. Deine Körpersprache und deine nonverbalen Signale haben enorme Energie und große Strahlkraft und sie sagen viel über dich, deine Haltung und deine Botschaft aus.

Nonverbale Signale können deine Aussagen abschwächen oder verstärken, sie können deine Worte unterstreichen, ersetzen oder ihnen widersprechen. Sie prägen, wie andere dich einschätzen, demonstrieren deine Einstellung und weisen auf die Art deiner Beziehung zu anderen hin.[33] In sozial-psychologischen Untersuchungen wird verschiedenen körpersprachlichen Signalen eine Bedeutung oder Interpretation zugewiesen. Diese unterschiedlichen Beurteilungen sind immer situations- und personenbezogen und erheben keinerlei Anspruch, universell richtig zu sein. Hochgezogene Schultern bedeuten demnach zum Beispiel, dass jemand nervös, ängstlich, verkrampft oder unentspannt ist. Ein zu intensiver Blickkontakt kann Dominanz, Aggression oder Aufdringlichkeit suggerieren.

Auch wenn Körpersprache oft unbewusst abläuft, so kannst du sie doch bewusst trainieren. Im Folgenden picken wir uns ein paar Rosinen für deine Yogastunden heraus, mit denen du deine Körpersprache bewusst weiterentwickeln kannst. Gern kannst du das in deiner nächsten Yogastunde im Bereich Blickkontakt gleich ausprobieren. Lies dazu einfach weiter!

Mimik und Blickkontakt

Mimik meint alles, was sich während der Kommunikation in deinem Gesicht abspielt. Vor allem im Bereich um deinen Mund und deine Augen passiert dabei sehr viel. Die 43 Muskeln im Gesicht sind quasi immer in Aktion, sodass sich in deinem Gesicht auch deine Emotionen widerspiegeln. Eine gerunzelte Stirn mit zusammengezogenen Augenbrauen verrät zum Beispiel deinen Ärger, hochgezogene Augenbrauen mit großen Augen zeigen dein Staunen. Ein Lächeln um deine Lippen – bei dem 17 Muskeln beansprucht werden – macht dich sympathisch und du wirkst positiv und offen auf andere. Dabei lächeln alle Menschen auf der Welt ähnlich und ein Hochzeitspaar an der Elfenbeinküste strahlt genauso wie eines in Baden-Baden oder Oslo. Als Yogalehrerin oder Yogalehrer kannst du diese körpersprachlichen Elemente bewusst einsetzen, um professionell und vertrauenswürdig zu arbeiten. Ein sanftes Lächeln zum Beispiel schafft eine einladende Atmosphäre, eine entspannte Stirn signalisiert Ruhe und Gelassenheit, ein offener, freundlicher Blick vermittelt Zugänglichkeit.

Der Blickkontakt, den du in einer Yogastunde zu deinen Schülerinnen und Schülern aufbaust, ist als Teil deiner Mimik ein wichtiger Aspekt deiner Körpersprache. Blickkontakt bedeutet, dass du durch deinen Blick und mit deinen Augen Kontakt zu deinen Schülerinnen und Schülern aufbaust und ihnen so Interesse und Aufmerksamkeit schenkst. Indem du ihnen kurz in die Augen schaust, hast du die wundervolle Chance, in Sekundenschnelle eine Art von Mini-Begegnung aufzubauen. Blickkontakt ist essenziell, du solltest ihn zulassen und bewusst eingehen. Wenn du keinen Blickkontakt hältst, könnte das bedeuten, dass du dich wenig für deine Schülerinnen und Schüler interessierst, sehr schüchtern und unsicher bist oder dich für etwas schämst. Körpersprache ist sehr ehrlich.

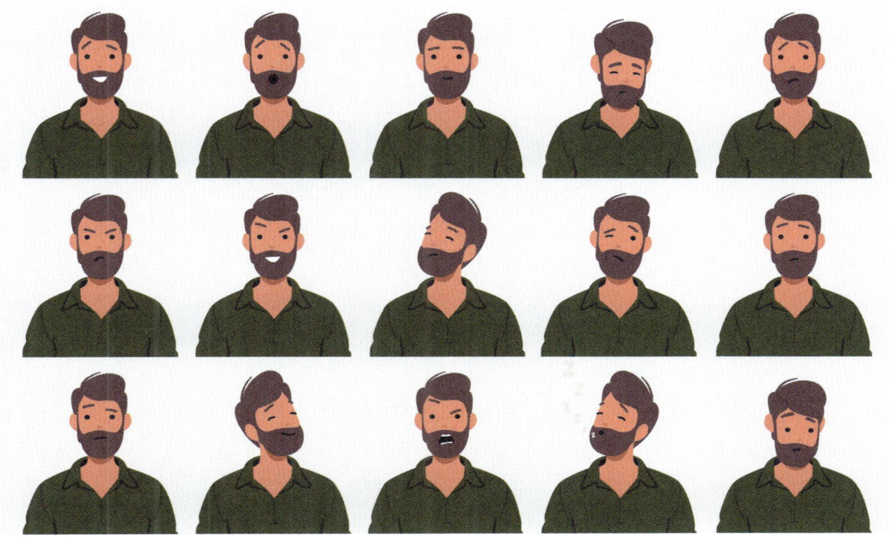

Offenheit, Freude, Ärger oder Wut sind in der Mimik oft deutlich erkennbar.

Den Blickkontakt als ein Tool der Körpersprache kannst du als reizvolles und effektives Mittel nutzen, um trotz räumlicher Distanz in nur wenigen Momenten eine Verbindung mit den Teilnehmenden herzustellen. Deine Schülerinnen und Schüler werden das sehr wahrscheinlich nicht bewusst wahrnehmen, indem sie denken: »Super, sie/er nimmt jetzt gerade Blickkontakt zu mir auf!« Aber genau diese körpersprachlichen Feinheiten sind es oft, die eine Yogastunde rund machen und die deine Schülerinnen und Schüler letztendlich mit einem guten Gefühl nach Hause gehen lassen. Klar ist also: Ja, Blickkontakt muss sein. Definitiv.

Lass uns jetzt gern ein bisschen technischer werden: Wie machst du das genau mit dem Blickkontakt und wie lange schaust du eigentlich und wohin? Es gibt ein paar einfache Grundregeln, die du in deiner Yogastunde zum Thema Blickkontakt beachten kannst, damit sich jeder von deinen Schülerinnen und Schülern gesehen fühlt. Bei einer kleinen Gruppe bis zu 20 Teilnehmenden – und das ist wahrscheinlich die Größenordnung, in der wir uns in einer normalen Yogastunde bewegen – ist es tatsächlich schön, wenn du mit jedem einzelnen Menschen Blickkontakt aufnimmst. Augenpaar für Augenpaar. So strahlst du Sicherheit und Persönlichkeit aus.[34] Alles andere wirkt kalt, unhöflich und unprofessionell. Gerade die Begrüßung zu Beginn deiner Stunde bietet dir eine schöne Möglichkeit, um jedem kurz in die Augen zu schauen. Halte den Blick für ein paar Sekunden, und wenn du magst, schenke diesem Menschen vor dir ein freundliches Lächeln. Dann blicke zum nächsten. Du sendest so das Signal: Ich sehe dich. Ich nehme dich wahr. Ich schenke dir einen kurzen Moment meiner Aufmerksamkeit. Es interessiert mich, dass du da bist. Und mit einem Lächeln sogar: Ich freue mich, dass du da bist. Schön, dass du heute ins Yoga gekommen bist. Die inhaltlichen Worte deiner Begrüßung werden wenige Prozente ausmachen, wahrscheinlich weiß sie danach auch niemand mehr ganz genau. Aber dieser erste Eindruck, das vermittelte Gefühl und die Energie bleiben bei deinen Schülerinnen und Schülern mit Sicherheit bestehen.

Übung

Blickkontakt

Oft lassen wir als Yogalehrerin oder Yogalehrer unseren Blickkontakt nur planlos zu den Augen der Teilnehmenden schweifen und bleiben immer wieder zufällig an Augenpaaren oder einer Person beziehungsweise einer Haltung hängen. Interessanterweise passiert das meist dort, wo wir Störungen vermuten. Wenn du das nächste Mal eine Yogastunde unterrichtest, probiere deshalb gern Folgendes aus:

1. Gehe planvoll vor und überlege dir für deine Begrüßung eine Richtung für deinen Blickkontakt, einen Weg, den du mit deinen Augen gehst, also zum Beispiel von der ersten Reihe von links nach rechts zur zweiten Reihe und so weiter, bis zum letzten Teilnehmenden in der hintersten Reihe. So hast du ganz sicher mit jedem mindestens einmal in der Stunde Blickkontakt.
2. Bleib bei jedem Augenpaar gleich lang, dann wandere weiter.
3. Wenn du magst, lächle dazu.

Wenn du eine größere Gruppe ab 20 Teilnehmenden unterrichtest, zum Beispiel auf einem Retreat, einer Messe oder einem Festival, dann schau deinen Teilnehmenden nicht direkt in die Augen, sondern lass deinen Blick knapp über deren Haaransatz hinweg schweifen. Die Anwesenden werden trotzdem das Gefühl haben, dass du sie direkt anschaust. Du kannst dabei einen kleinen Trick anwenden und deinen Blick im Dreieck wandern lassen: Beginne zuerst, deinen Blick im hinteren Drittel des Raumes horizontal von links nach rechts wandern zu lassen, und senke ihn dann zur Mitte der vorderen Reihe. Von dort kehrst du langsam zu deinem Ausgangspunkt auf der linken Seite zurück und beginnst dein Dreieck und den Weg deines Blickes wieder von vorn. So baust du eine ruhige, gleichmäßige Präsenz zu allen Teilnehmenden auf, alle fühlen sich gesehen und auch ohne Worte angesprochen.[35] Du sendest das Signal: Ich sehe euch. Ich nehme euch wahr. Ich interessiere mich für euch. Ich schenke euch einen Moment meiner Aufmerksamkeit. So entsteht Verbindung.

Gestik

Wenn du kommunizierst und in deiner Yogastunde sprichst, so bewegst du dabei auch deinen Körper, deine Hände, deine Arme, die Füße, die Beine und den Kopf. Diese Bewegungen deines gesamten Körpers nennt man Gesten, sie sind die Zeichen der nonverbalen Kommunikation. Jeder Mensch beherrscht etwa 5000 davon. Im Yoga sind Gesten die Gebärden, die deine Ansagen als Ausdrucksweise des Körpers begleiten können, sie liefern sozusagen die Zusatzinfo.[36] Du kannst dabei durch Gesten verdeutlichen, was du sagst. Wenn du zum Beispiel anleitest »Nimm die Hände ins Anjali-Mudra vor deine Brust«, so kannst du diese verbale Ansage nonverbal begleiten, indem du selbst dieses Mudra formst und die Handflächen vor deiner Brust aneinanderlegst. Deine Ansage wird so noch klarer, deine Geste unterstützt das Gesagte. Es gibt fünf verschiedene Arten von Gesten:

1. Embleme
2. Adaptoren
3. Regulatoren
4. Affektgesten
5. Illustratoren

Embleme sind bewusste und überlieferte Gesten mit definierter Bedeutung, zum Beispiel der Händedruck oder das Drohen mit dem Zeigefinger. Adaptoren werden im Gegensatz dazu unbewusst und meistens in Gesichtsnähe ausgeführt. Es handelt sich dabei um Bewegungen, die Emotionen regulieren, zum Beispiel sich selbst zu beruhigen, indem man sich am Ohrläppchen zupft. Regulatoren fordern andere zum Handeln auf. Ein Kopfnicken kann zum Beispiel bedeuten, dass der nächste Teilnehmende an der Reihe ist. Affektgesten hingegen sind unkontrollierbare und unbewusste Gesten, die direkt mit deinen Emotionen verbunden sind und ausdrücken, was du gerade empfindest, zum Beispiel das Fäusteballen bei Wut oder dass du deine Hand vor den geöffneten Mund nimmst, wenn du überrascht bist.[37]

Als Yogalehrerin oder Yogalehrer spielen für dich vor allem die Illustratoren eine Rolle, sie visualisieren das Gesagte und sind die Gesten, die du ausübst, während du sprichst. Illustratoren sind also sprachbegleitende Gesten. Du kannst damit die Aussage deiner Ansagen unterstreichen, indem du sie visuell darstellst und durch eine Bewegung unterstützt – wie wir das eben am Beispiel der Ansage »Nimm die Hände ins Anjali-Mudra vor deine Brust« gesehen haben. Gerade Anfängern im Yoga geben diese Illustratoren Sicherheit und Vertrauen. Du machst damit deine Ansagen deutlicher, klarer und vor allem sichtbar.

Wie oft und wie intensiv du in deinen Yogastunden Gesten verwendest, ist sehr individuell und es gibt auch hierfür kein allgemeingültiges Maß. Manche Lehrende verwenden sehr häufig und ausdrucksstark Gesten, während andere sparsamer damit umgehen. Letztendlich hängt auch dies mit der Situation, dem Raum, mit deinen Schülerinnen und Schülern, aber auch mit deiner Persönlichkeit und dem Thema deiner jeweiligen Stunde zusammen. Wichtig ist, dass deine Gesten zu deinen Ansagen passen und dass du dich damit wohlfühlst. Dann können sie ihre Wirkung entfalten.

Habitus

Der Habitus meint das gesamte Erscheinungsbild einer Person in Bezug auf Aussehen und Verhalten samt den dahinterliegenden Überzeugungen und Prägungen. Der Begriff wurde vom französischen Soziologen und Philosophen Pierre Bourdieu (1930 bis 2002) geprägt und meint das grundlegende Selbst- und Weltverständnis eines Menschen und dessen Zugehörigkeit und Position in der Gesellschaft. Wenn von deinem Habitus die Rede ist, spielen also alle deine verinnerlichten Denk- und Verhaltensmuster, aber auch alle internalisierten Bewertungs- und Glaubensmuster und deine Überzeugungen eine Rolle. Deinen Habitus mit deiner inneren Einstellung, deinen Vorlieben und Abneigungen, deiner Bildung und deiner Sprache hast du im Laufe deines Lebens in einer bestimmten sozialen Umgebung entwickelt, wobei die Prägungen in deiner Kindheit eine wichtige Rolle spielen. Diese Prägungen wirken sich stark auf deine individuellen Wahrnehmungen, deine Haltung und Handlungsmuster aus. Dein Verhalten, deine Lebensgestaltung und dein Erleben werden durch deinen Habitus geprägt und gleichzeitig nehmen dich andere Menschen auf eine bestimmte Weise wahr, weil du einen bestimmten Habitus hast. Das, was dich ein Leben lang geprägt und geformt hat, zu ändern, erfordert zwar intensive Transformationsarbeit, ist jedoch in bestimmten Bereichen durchaus realisierbar. Der Weg des Yoga kann dabei sehr unterstützend sein, wie du als Yogalehrerin oder Yogalehrer weißt.

Bei deinem Habitus geht es also um dich als Gesamtpaket, um alles an, mit und in dir, um die Totalität deines menschlichen Seins mitsamt allen physischen, psychischen und sozialen Komponenten. Als Yogalehrerin oder Yogalehrer kann dein Habitus zum Beispiel anhand folgender Fragen deutlich werden: Wie verhältst du dich, wenn die ersten Teilnehmenden in den Raum kommen? Wie siehst du in diesen Momenten aus? Was hast du an? Hältst du Blickkontakt? Wie sprichst du? Wie bist du und wie bewegst du dich? Wie sagst du deine Asanas an? Und nach der Stunde? Wie reagierst du auf eine Frage? All das spielt hier eine Rolle.

Auch die Kleidung ist ein Teil deiner Körpersprache, schließlich schmückt, ziert, verhüllt und schützt sie bestimmte Teile deines Körpers. Die Wahl der Unterrichtskleidung steht in direktem Zusammenhang zu deiner körpersprachlichen Authentizität. Durch deine Kleidung, die Stoffe, den Schnitt, die Farben und die Labels, die du trägst, sendest du Signale nach außen. Wenn du bauchfrei in glitzernden Neonleggings und mit großen Aufdrucken amerikanischer Sportlabels unterwegs bist, hast du eine andere Wirkung als in wallenden, langen Oberteilen aus Merinowolle kombiniert mit weiten Yogahosen in Erdtönen. Diese Wirkung ist dir als Yogalehrerin oder Yogalehrer sicherlich bewusst und sie lädt zur professionellen Selbstreflexion ein, wie du überhaupt wirken möchtest. Denn du hast als Yogalehrerin oder Yogalehrer die Möglichkeit, durch die entsprechende Auswahl deiner Kleidung deine Wirkung bewusst zu beeinflussen und vielleicht folgende Botschaft zu senden: »Bei mir geht es sportlich und dynamisch zu« oder »Bei mir wird es ruhig und gemütlich«. Auch wenn du dich nicht bewusst kleidest, sendest du auf jeden Fall irgendein Signal.

Dein subjektives Wohlbefinden sollte oberste Priorität haben, wenn du dich für deine Yogastunden kleidest. Wenn du dich so anziehst, dass du dich wohl und gut fühlst, so wirst du das auch durch deine Körpersprache zum Ausdruck bringen, denn physisches Wohlbefinden erhöht deine Präsenz. Zieh nicht das an, was du denkst, dass du anziehen müsstest. Eine authentische Selbstpräsentation steht definitiv vor irgendeiner normativen Anpassung. Vermeide zudem körperlich einschränkende Kleidungsstücke – vor allem enge Gummis am Bauch beeinträchtigen deine freie Bauchatmung.

Warum es Sinn macht, sich Gedanken über all diese Dinge zu machen? Weil du dann als Yogalehrerin oder Yogalehrer einerseits dein theoretisches Fundament erweiterst und andererseits durch kontinuierliche Selbstreflexion deine persönliche Lehreridentität weiterentwickelst. Diese vertiefte Reflexion kultiviert deine ganzheitliche Kompetenz, die du in deiner nonverbalen Professionalität und deiner authentischen Präsenz ausstrahlst. All das trägt fundamental zur Qualität deines Yogaunterrichts bei und treibt deine eigene Professionalisierung voran. Mehr dazu später unter dem ersten Grundsatz der Kommunikation. Achtung, Spoiler: Perfekte Kommunikation gibt es nicht, du kannst also ganz entspannt weiterlesen.

NICHT NUR DEINE SPRACHE IST KOMMUNIKATION

Wie wir schon anhand von Blickkontakt, Mimik, Gestik und Habitus gesehen haben, ist Sprache ein komplexes Wunderwerk und viel mehr als nur gesprochene Worte. Wenn fünf Menschen irgendwo zu irgendwem den inhaltlich exakt gleichen Satz mit exakt den gleichen Worten sprechen, so kann dieser doch eine ganze Bandbreite unterschiedlicher Bedeutungen und Wirkungen haben, je nachdem, wie, von wem, wo und warum er verbal und nonverbal gesprochen wird. Die Sprachpsychologie beschäftigt sich genau mit diesen psychologischen Aspekten des Sprechens. Dazu schauen wir uns im Folgenden ein Modell an, in dem der bedeutende Sprech- und Kommunikationswissenschaftler Hellmut Geißner die wichtigsten Faktoren, die Kommunikation beeinflussen, zusammengefasst hat, um die kommunikative Dimension der Yogadidaktik in den Fokus zu rücken.

DAS SITUATIONSMODELL

Fangen wir allgemein an: Sprechen findet immer in einer bestimmten Situation statt, die wiederum aus verschiedenen Komponenten besteht, von denen jede einzelne die Gesamtsituation prägt. In unserem Fall ist diese bestimmte Situation deine Yogastunde. Eine Yogastunde (»was?«) mit Kommunikation zwischen Yogalehrerin oder Yogalehrer (»wer?«) und Schülerinnen oder Schülern (»mit wem?«). Hellmut Geißner betont die Bedeutung dieser konkreten Sprechsituation. Jede Kommunikation findet also in einem spezifischen Kontext statt, der die Botschaft und ihre Interpretation beeinflusst. In jeder Situation in deinem Leben und in jedem Kontext ist individuelles, passendes Sprechen möglich und notwendig und als Yogalehrerin oder Yogalehrer findest du eine Sprache, die für den besonderen Kontext »Yogastunde« geeignet ist. Du hast darüber im zweiten Kapitel schon einiges erfahren. Im vierten Kapitel wirst du hierzu noch mehr in Bezug auf Wörter, Sätze und Formulierungen im Yoga lesen.

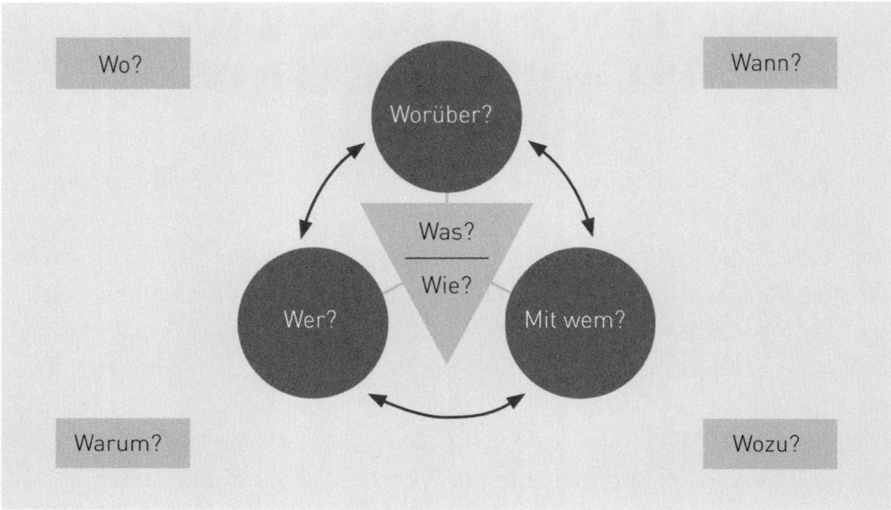

Das Kommunikationsmodell von Hellmut Geißner. Es betont die Bedeutung der Fähigkeit, Sprache effektiv und situationsangemessen einzusetzen.

Die wichtigsten Faktoren, die die Kommunikation zwischen Menschen in verschiedenen Kontexten beeinflussen, hat Hellmut Geißner mit den neun Fragewörtern zusammengefasst, die du in der Grafik siehst.[38]

Diese differenzierte Betrachtung der kommunikativen Faktoren im Unterricht erschließt die Yogastunde als einen experimentellen Erfahrungsraum, in dem sich neue Wahrnehmungs- und Handlungshorizonte für die Praktizierenden eröffnen. Die Bedürfnisse und Interessen der Schülerinnen und Schüler und nicht die Performance des Lehrenden sollten dabei klar im Mittelpunkt stehen. Schauen wir uns diese Fragen, die die Kommunikation zwischen dir als Yogalehrerin oder Yogalehrer und deinen Teilnehmenden beeinflussen, noch einmal genau an. Hierzu werden wir für deinen Unterricht fünf zentrale Aspekte näher beleuchten und vertiefen.

Wann?

Manche dieser Faktoren sind in deiner Yogastunde vielleicht auf den ersten Blick klar, zum Beispiel wenn deine Yogastunde zu einer festen Uhrzeit an einem festen Tag (»wann?«) in einem bestimmten Studio (»wo?«) stattfindet.

Welchen Einfluss haben aber zudem Dauer und Tages- oder Jahreszeit auf deine Stunde? Welche Temperatur und welche Lichtverhältnisse beeinflussen deine Stunde? Eine Unterrichtseinheit am Morgen eignet sich für aktivierende und vitalisierende Elemente mit integrierten Stehhaltungen und Rückbeugen, während du den Schwerpunkt abends eher auf Asanas mit beruhigender Wirkung setzt, also mehr Übungen im Sitzen und Liegen oder verschiedene Vorbeugen einplanst. Lässt die Dauer deiner Stunde außerdem Zeit für ein Pranayama oder eine Meditation? Dafür ist es aus Erfahrung gut, wenn du mindestens 75 Minuten Zeit hast.

Wo?

Bei der Frage nach dem Wo bedenkst du die räumlichen Bedingungen vor Ort. Die Größe des Raumes und die Anordnung der Matten, die Lichtverhältnisse, Umgebungsgeräusche und gegebenenfalls die Technik, wenn du mit Mikro oder Musik arbeitest, spielen hier eine Rolle. Gibt es genügend Matten und Hilfsmittel wie Gurte, Blöcke oder Decken? Informiere dich vorher, damit du entspannt unterrichten kannst.

Warum? Wozu?

Du kennst deine Botschaft als Yogalehrerin oder Yogalehrer, du kannst sie spüren und dich mit ihr verbinden: Welche Intention habe ich? Welche Motivation trägt mich? Auf welche Inspirationsquellen des Yoga kann ich zurückgreifen? Welches Ziel und welche Absicht habe ich für die heutige Stunde? Was sollen meine Schülerinnen und Schüler erfahren? Die Frage nach dem Warum und Wozu ist die Schlüsselfrage zu deinen Yogastunden und zu den Herzen der Teilnehmenden.

Worüber?

Überlege für deine Klassen: Was ist heute mein Thema oder meine Peak-Pose in der Stunde? Was ist heute die Hauptidee oder ein Grundprinzip in den Asanas und im Pranayama? Gibt es eine besondere Inspiration für diese Stunde? Gibt es Schlüsselbegriffe, einen bestimmten Fokus, den ich heute in der Stunde setzen möchte, zum Beispiel die Position der Hüfte in verschiedenen Stehhaltungen?

Das Worüber setzt eine klare und strukturierte Vorbereitung voraus. Wenn deine Stunde und das Worüber gut geplant sind, fühlst du dich sicher und bist als Lehrperson präsent. Das schließt situative Variationen und individuelle Änderungen, die du teilnehmerorientiert während deiner Stunde entscheidest, mit ein. Wenn du die Grundlage und deinen Hauptweg für dein Worüber gut geplant hast, kannst du spontan und in der Beobachtung deiner Schülerinnen und Schüler inspirierende Umwege machen und immer wieder auf deinen Hauptpfad, den roten Faden deines Unterrichts, zurückkehren. So vereinst du die Bedürfnisse deiner Schülerinnen und Schüler, von denen manche erst in der Stunde konkret sichtbar werden, mit deinem Plan und integrierst situative Modifikationen in deine differenzierte inhaltliche Vorbereitung. Beobachte deine Schülerinnen und Schüler also genau und passe den Aufbau deiner Stunde immer wieder an dein Konzept an. Diese Änderungen und Variationen in den Asanas dienen dazu, die Besonderheiten und individuellen Bedürfnisse der Anwesenden zu berücksichtigen, aber auch dazu, ihre körperlichen Möglichkeiten zu verbessern.

Wie?

Das Wie in deiner Yogastunde bezieht sich auf folgende Fragen: Wie ist meine Stunde aufgebaut? Gibt es eine Peak-Pose? Wenn ja, wie wärme ich die Körper gezielt dafür auf? Welche ausgleichenden Stellungen und welchen Cooldown gibt es? Wie sage ich meine Asanas und das Pranayama der Stunde genau an? Verwende ich Hilfsmittel, also Gurte, Blöcke oder Decken? Wähle ich Musik? Wie plane ich meine Yogastunde zeitlich? Wie ordne ich die Matten im Raum an? Wie praktizieren meine Schülerinnen und Schüler die Asanas? Welche Art von Yoga wird praktiziert?

Es gibt viele verschiedene Yogastile von unterschiedlicher Intensität. Dabei haben alle yogischen Traditionen ein universelles Fundament in der philosophischen Basis, wie zum Beispiel der Integration von Körper und Geist, aber auch in den methodischen Kernelementen, wie zum Beispiel der Synchronisation von Atem und Bewegung oder der Fokussierung der Aufmerksamkeit. Grundsätzlich gibt es dabei mit der statischen und der dynamischen Variante zwei Möglichkeiten, Asanas zu praktizieren. Beide Arten haben ihre eigene

Qualität: In der statischen Praxis halten die Teilnehmenden eine Asana für mehrere Atemzüge. So wird der Fokus mehr auf das Alignment und auf den ruhigen Fluss des Atems gelegt, Stabilität und Konzentration werden betont. In der dynamischen Praxis werden Atmung und Bewegung synchronisiert, deine Schülerinnen und Schüler verweilen nicht in der Asana, sondern fließen in einem kontinuierlichen Bewegungsfluss durch ihre Haltungen. Mit jeder Ein- und Ausatmung verändert sich ihre Position, der Sonnengruß ist hierfür ein bekanntes Beispiel. Innerhalb einer Yogastunde können sich dynamische und statische Übungsphasen abwechseln, zum Beispiel wenn der Herabschauende Hund innerhalb des dynamisch fließenden Sonnengrußes für fünf Atemzüge statisch gehalten wird.

Wie also gehst du an das Wie heran? Du baust jede deiner Yogastunden bewusst und nach einem bestimmten Prinzip auf. Das Konzept von *Vinyasa Krama*, dem überlegten Aufbau einer Yogapraxis hin zu einem Ziel, bietet dir dabei eine fundierte Systematik, um deine Stunden methodisch zu planen. *Vi* bedeutet »auf bestimmte Art und Weise«, *nyasa* »platzieren« und *krama* bedeutet »Schritt«, »Stufe«, »Kette« oder »Abfolge«. *Vinyasa Krama* steht demnach für das intelligente, kunstvolle Verbinden von Asanas zu einer Sequenz. Dazu definierst du als Yogalehrerin oder Yogalehrer für deine Stunde die einzelnen Asanas und ihre Verbindung miteinander. Fülle dabei auch die Übergänge, den Raum zwischen den einzelnen Haltungen, also den Weg aus einer Asana heraus und in die nächste hinein, mit deiner Präsenz und deiner präzisen verbalen Anleitung. So können deine Schülerinnen und Schüler ganz im Moment bleiben und die Übergänge bewusst als Momente der Wandlung und Veränderung wahrnehmen. Diese Übergangsphasen konstituieren sich so als eigenständige Sequenzelemente mit spezifischem Lernpotenzial und verkörpern vertiefende Elemente der Praxis.

Lass uns noch einmal kurz zusammenfassen, was dieses Kommunikationsmodell für dich als Yogalehrerin oder Yogalehrer kann: Die analytische Durchdringung kommunikativer Prozesse im Unterricht vertieft dein Verständnis für deine Yogastunde, für deine Schülerinnen und Schüler und für deine Rolle als Lehrperson. Du kannst so den Aufbau deiner Stunde, die Bedürfnisse der Teilnehmenden und deine Lehrkompetenz bewusst reflektieren und gestalten. Eine strukturierte inhaltliche Planung und spontane methodische Variationen stehen dabei immer miteinander im Wechselspiel und ergeben die Synthese von Plan und Praxis.

GRUNDSÄTZE DER KOMMUNIKATION

Nun kommen wir zu den Grundsätzen der Kommunikation. Sie gelten immer und überall, in jeder Zahnarztpraxis, in jedem Büro, in jedem Yogastudio, und sind unabhängig vom Kontext. Sie verdienen es also, dass wir sie genauer beleuchten. Paul Watzlawick (1921 bis 2007), ein österreichisch-amerikanischer Kommunikationswissenschaftler, Psychotherapeut, Psychoanalytiker, Soziologe, Philosoph und Autor, formulierte diese weit verbreiteten Thesen und grundlegenden Axiome der Kommunikation. Für dich als Yogalehrerin oder Yogalehrer sind sie deshalb relevant, weil sie die Komplexität von Kommunikation veranschaulichen, die Bedeutung ihrer nonverbalen Aspekte unterstreichen und die Wichtigkeit der Lehrer-Schüler-Beziehung betonen.

MAN KANN NICHT NICHT KOMMUNIZIEREN

Ein erster, bekannter Grundsatz der Kommunikation lautet: »Man kann nicht *nicht* kommunizieren.«[39] Das bedeutet im Umkehrschluss: Sobald du dich mit deinen Yogaschülerinnen und Yogaschülern in einem Raum befindest, findet immer Kommunikation statt. Sobald du jemandem gegenüberstehst, kommunizierst du. Das muss nicht zwangsläufig verbal, also mit Worten, sein, sondern geschieht, wie du bereits erfahren hast, zum Großteil auf der nonverbalen Ebene. »Nonverbal« bezieht sich immer auf dein gesamtes optisch und akustisch wahrnehmbares Verhalten beim Sprechen.

Wenn du deine Schülerinnen und Schüler beim Ankommen im Studio nicht anschaust und nicht begrüßt, sondern noch hektisch die letzten Kerzen anzündest, danach schnell deine Matte sauber machst und dich anschließend mit deinem Handy an die Wand lehnst, so sendest du das Signal: »Ich möchte (noch) nicht mit dir in Verbindung treten, ich bin mit etwas anderem beschäftigt, ich habe (noch) keine Zeit für dich.« Du kommunizierst dies ganz ohne Worte. Deine Schülerinnen und Schüler werden es aber trotzdem spüren und entsprechend reagieren. Diese Energie ist im Raum. Oder: Du bist beim Ankommen entspannt vor dem Yogaraum, begrüßt die Schülerinnen und Schüler mit ihrem Vornamen, hältst Blickkontakt, lächelst und wechselst vielleicht ein paar Worte, während der Raum schon vorbereitet ist. Du sendest das Signal: »Ich möchte mit dir in Verbindung treten. Ich nehme dich wahr, alles ist vorbereitet. Ich habe Zeit für dich.« Die Schülerinnen und Schüler werden diese positive Kommunikation spüren und reagieren, ohne oder mit Worten. Auch diese Energie ist im Raum. Bereits beim Lesen spürst du den signifikanten Unterschied zwischen den zwei beschriebenen Verhaltensweisen und Situationen.

Es liegt in der Natur der Kommunikation, dass du als Yogalehrerin oder Yogalehrer von deinen Schülerinnen und Schülern genau gescannt wirst. Deine Kleidung, deine Frisur, deine Mimik und Gestik, dein Verhalten, dein Auftreten, deine Tonlage, dein Blick – alles wird wahrgenommen, alles kommuniziert, alles bringt das Interesse und die Aufmerksamkeit für deine Schülerinnen und Schüler zum Ausdruck. Wenn du vor einer Gruppe unsicher oder aufgeregt bist, dann komm rechtzeitig und bereite alles in Ruhe vor, sodass der Raum gut eingerichtet ist, wenn die ersten Schülerinnen und Schüler kommen. Achte bei Lampenfieber vor allem auf eine ruhige und gleichmäßige Bauchatmung.

Man kann nicht *nicht* kommunizieren. Diese Erkenntnis der Kommunikation birgt eine befreiende Botschaft für dich als Yogalehrerin oder Yogalehrer: Wenn du authentisch und mit Überzeugung – und vielleicht auch noch ganz bequem barfuß und in deiner Lieblingsleggings – unterrichtest, dann transportiert sich deine innere Haltung ganz von selbst, dann hast du mindestens schon die halbe Miete. Echte Überzeugung wirkt ganz von allein. Deine natürliche Präsenz ist die beste Grundlage für deinen Unterricht.

INHALTS- UND BEZIEHUNGSASPEKTE

Ein zweiter, bemerkenswerter Grundsatz der Kommunikation von Paul Watzlawick ist, dass sie immer Inhalts- und Beziehungsaspekte enthält.[40] Der Inhaltsaspekt bezieht sich hierbei auf die neue Sachinformation, die du als Yogalehrerin oder Yogalehrer vermittelst, zum Beispiel die Ansage des Alignments von *Trikonasana*. Der Beziehungsaspekt hingegen beschreibt das jeweilige Verhältnis zu deinen Mitmenschen, wie sachlich, freundlich, abwertend oder respektvoll. Dies impliziert, wie du deine Information an deine Schülerinnen und Schüler bringst, deine Mimik, deine Gestik, deinen Tonfall, deine Stimmlage, deine Intention und Einstellung, währen du *Trikonasana* ansagst.

Beide Aspekte beeinflussen sich immer gegenseitig und stehen in ständiger Wechselwirkung. Dabei ist faszinierend, dass es nirgendwo und niemals auf diesem großen, weiten Planeten eine rein informative Kommunikation geben kann. Immer ist die Beziehung automatisch und kostenlos mit dabei. Doch was bedeutet das konkret für dich als Yogalehrerin oder Yogalehrer?

Zunächst ist klar, dass du aus der Beziehungsnummer nicht rauskommst. Du kannst keine rein sachlich-informative Yogastunde halten, in der es nur um die korrekten Ansagen der Asanas und deren Alignment geht, ohne Beziehung zu deinen Schülerinnen und Schülern aufzubauen. Mit absoluter Sicherheit, ob bewusst oder unbewusst, werden Beziehungen entstehen. Diese Erkenntnis führt dich zu einer wichtigen Frage für deinen Unterricht: Welche Beziehungsqualität zu deinen Schülerinnen und Schülern soll das sein? Wie nah oder distanziert möchtest du ihnen begegnen? Auch diese Einsicht schafft wieder ein neues Bewusstsein und stärkt dein professionelles Selbstverständnis. Nimm dir Zeit, um diese Impulse für dich zu reflektieren.

Der Beziehungsaspekt in deiner Yogastunde bestimmt immer den Inhaltsaspekt. Das heißt: Wenn du eine positive Beziehung zu deinen Schülerinnen und Schülern aufbaust, dann werden sie wohlwollend und offen auf dich reagieren. Sie werden deine Ansagen in der Stunde besser aufnehmen und integrieren und für sich und ihr Yoga anwenden und spüren können.

Übung

Reflexion

Der Beziehungsaspekt in meinen Yogastunden

Du brauchst
- einen Stift
- 10 Minuten Zeit

Und so geht's
Notiere dir hier deine Ideen und Inspirationen. Nutze dazu, wenn du möchtest, folgende Impulse:

- Welche Art von Lehrperson möchte ich für meine Schülerinnen und Schüler sein?

___

- Welche Art von Verbindung wünsche ich mir zwischen mir und meinen Yogaschülerinnen und Yogaschülern?

___

- Was ist mein ideales Verhältnis zu den Menschen, die ich im Yoga begleite?

___

- Wo sind die Grenzen in dieser Beziehung zu meinen Yogaschülerinnen und Schülern? Wo beginnt mein intimer, privater Bereich, den ich für mich halten möchte?

___

___

Die Qualität der Beziehung bestimmt also die Qualität des Lernens deiner Schülerinnen und Schüler. Oder anders: Eine positive, wertschätzende und vertrauensvolle Beziehung erweitert und vertieft den Erfahrungsspielraum deiner Schülerinnen und Schüler im Yoga.

KOMPLEMENTÄRE KOMMUNIKATION

Nach Watzlawicks drittem Grundsatz gibt es zwei Arten, wie wir kommunikativ miteinander in Beziehung treten: symmetrisch oder komplementär.[41] Symmetrisch bedeutet hierbei, dass alle Teilnehmenden die gleichen Möglichkeiten haben und gleichberechtigt sind. Komplementär heißt, dass die Kommunikationssituation asymmetrisch verläuft, dass also eine Seite dominiert.

Typische Qualitäten für Dominanz in der Kommunikation sind zum Beispiel führend, lenkend, koordinierend, anweisend. In einer Yogastunde mit nur einer Yogalehrerin oder einem Yogalehrer und mehreren Yogaschülerinnen und -schülern ist der Kommunikationsablauf also eindeutig komplementär. Als Lehrperson dominierst du die Kommunikation in der Yogastunde, du nimmst naturgemäß eine leitende Position ein. Du koordinierst, lenkst und hältst den sicheren Raum, den Safe Space, hast den zeitlichen Ablauf im Blick und taktest deine Stunde dementsprechend. Du definierst die Raumgestaltung durch die gezielte Anordnung der Matten und sagst Asana und Pranayama an. Du gibst verbale Impulse und Hilfestellungen. Dieser lenkenden und führenden Rolle solltest du dir bewusst sein. Deine Schülerinnen und Schüler haben während der Stunde wenig Möglichkeit, verbal mit dir in Interaktion zu treten, vielmehr wird eigentlich von ihnen erwartet, nicht zu sprechen. Sehr wohl können aber ihre Körper unmittelbar mit dir kommunizieren: Wenn plötzlich die Hälfte der Gruppe spontan in *Balasana* (die Stellung des Kindes) sinkt, ist das ein unmissverständliches Signal. Die Teilnehmenden zeigen dir damit: Die Intensität oder das Tempo überfordert sie gerade. Dann weißt du, dass du einen Gang zurückschalten und vielleicht das Anforderungsniveau oder das Tempo senken solltest. Diese Pragmatik von Interaktion und Kommunikation in deinen Yogastunden birgt für dich und deine Schülerinnen und Schüler

Übung

Reflexion

Die komplementäre Kommunikation in meinen Yogastunden

Du brauchst
- einen Stift
- 10 Minuten Zeit

Und so geht's
Notiere dir hier deine Ideen und Antworten in Bezug auf die komplementäre Kommunikationssituation, in der du als Yogalehrerin oder Yogalehrer die Führungsrolle einnimmst. Nutze dazu, wenn du möchtest, folgende Impulse:

- Welche Herausforderungen oder Gefahren können sich für meine Teilnehmenden aus dieser hierarchischen Unterrichtssituation ergeben?

____

- Welche potenziellen Fallstricke birgt meine Führungsrolle für mich selbst?

____

- Wie unterstützt meine klare Führung die persönliche Yogaentwicklung meiner Teilnehmenden?

____

- Welche positiven Aspekte entdecke ich für mich selbst in meiner führenden Unterrichtsrolle?

____

Gefahren, aber auch Chancen und wunderbare Möglichkeiten. Wenn du möchtest, nimm dir gern Zeit, um die folgenden vier Impulse für dich zu reflektieren.

Die Chancen und Möglichkeiten gelungener, positiver Kommunikation sind überwältigend und eine bereichernde Erfahrung für jeden Menschen. Wertschätzende Kommunikation ist eine Möglichkeit, eines unserer vier psychischen Grundbedürfnisse[42], nämlich das Bedürfnis nach Bindung und Zugehörigkeit, auszudrücken und zu stärken. Metakommunikation, also das Sprechen und Reflektieren über Kommunikation, ist dabei sinnvoll und hilfreich. Die ganzheitliche Wirkung von Yoga entfaltet sich auf vielen Ebenen und kann für jeden Menschen eine wertvolle Quelle der Inspiration und Entwicklung sein. Wenn diese Weisheit des Yoga mit gelungener, wertschätzender Kommunikation einhergeht, entstehen tiefe, transformierende Momente.

Ahimsa, gewaltfreie Kommunikation und inklusive Sprache

Patanjali war ein indischer Gelehrter und Philosoph, der vermutlich zwischen 200 vor Christus und 200 nach Christus lebte. Er ist der Verfasser des *Yogasutra,* eines zentralen philosophischen Texts des Yoga, bestehend aus 196 kurzen Lehrsätzen oder Versen *(Sutras),* die auch die Definition des achtgliedrigen Pfades beinhalten:

1. *Yama* (ethische Regeln)
2. *Niyama* (Selbstdisziplin)
3. *Asana* (Körperhaltungen)
4. *Pranayama* (Atemübungen)
5. *Pratyahara* (Zurückziehen der Sinne)
6. *Dharana* (Konzentration)
7. *Dhyana* (Meditation)
8. *Samadhi* (Erleuchtung)

Im Yoga bezeichnet *Ahimsa,* die Gewaltlosigkeit oder das Nicht-Schaden, eines der fünf *Yamas,* das sind die ethischen Regeln für das Verhalten in deinem persönlichen Umfeld. Auf *Ahimsa* gründet sich der Weg des Yoga, wörtlich übersetzt bedeutet es »nicht verletzen«, nicht in Gedanken, nicht in Taten und natürlich auch nicht mit Worten.[43]

Gewaltfreie und inklusive Sprache kann als moderne Anwendung von *Ahimsa* im Bereich der Kommunikation gesehen werden. Sie erweitert das Prinzip des Nicht-Verletzens auf den verbalen und emotionalen Bereich und bedeutet eine Sprache ohne Ausgrenzung, Demütigung und Stigmatisierung, eine Sprache, die den Fokus auf Respekt, Mitgefühl und Verständnis legt. Inklusive Sprache bedeutet, dass wir alle Menschen ansprechen und wertschätzen, unabhängig von Alter, Geschlecht oder Herkunft. Für dich als Yogalehrerin oder Yogalehrer ist eine wertschätzende, bejahende und gewaltfreie Sprache dein Fundament und deine Verantwortung. Dies bedeutet, dass keiner der Teilnehmenden ignoriert, in die Ecke gedrängt oder unter Druck gesetzt wird, niemand ausgegrenzt oder bloßgestellt, sondern jeder in seiner Individualität, seiner Tages- und körperlichen Verfassung, in seinem besonderen Lebensabschnitt, in seinem Geschlecht und seiner Herkunft, in seiner Art und in seinem Können ohne Ausnahme angenommen, respektiert und wertgeschätzt wird.

Die Verbindung von *Ahimsa* und gewaltfreier, inklusiver Sprache zeigt, wie alte, philosophische Weisheit und moderne Kommunikationsansätze synergetisch wirken können, um eine friedlichere und verständnisvollere Welt zu schaffen. Das kann uns ermutigen, achtsamer mit unseren Worten umzugehen und die tieferen, seelischen Auswirkungen unserer Kommunikation zu berücksichtigen. Deine Yogastunden bieten eine wunderbare Möglichkeit, diese Synergieeffekte zu nutzen, indem du eine positive, wertschätzende und inklusive Sprache kultivierst.

4

Deine Sprache in Asana und Pranayama

DIE ANREDE DEINER SCHÜLERINNEN UND SCHÜLER IN DER YOGASTUNDE

Als Yogalehrerin oder Yogalehrer schaffst du für deine Schülerinnen und Schüler einen Safe Space, einen Ort, an dem individuelle Grenzen respektiert werden und Selbstfürsorge gefördert wird. Du kreierst einen sicheren, geschützten und freien physischen und emotionalen Raum, in dem sich Praktizierende frei von Urteil, Diskriminierung und Druck fühlen, damit sie sich auf ihrem ganz individuellen Weg des Yoga weiterentwickeln können. Du begleitest deine Schülerinnen und Schüler auf ihrer körperlichen und energetischen Reise der Selbsterkenntnis, der Introspektion und Transformation. Konkret gesagt heißt das, dass du Yogastunden planvoll und wertschätzend gestaltest, Hinweise zur Vertiefung gibst, Hilfestellungen leistest und nach der Stunde Fragen beantwortest und ins Gespräch kommst.

Je nachdem, was oder wie du unterrichtest, kommen dir bekannte oder unbekannte Personen und verschiedene Schülertypen in deine Yogastunde. Wenn du einmal wöchentlich einen festen Kurs unterrichtest, wirst du bald alle Teilnehmenden namentlich kennen. Wenn du offene Klassen unterrichtest, so sind vielleicht bekannte Gesichter, aber auch fremde Teilnehmende dabei, deren Namen du nicht kennst. Und wenn du für einen einmaligen Termin eine Business-Yogastunde bei einem Finanzdienstleister ums Eck angenommen hast, dann kennst du eventuell keinen einzigen deiner Schülerinnen und Schüler. Als Yogalehrerin oder Yogalehrer bist du mit wechselnden Teilnehmenden und damit wechselnden Anforderungen konfrontiert. Das macht die Sache einerseits spannend und abwechslungsreich und führt andererseits gleichzeitig dazu, dass du dir vermutlich auch über einige Dinge Gedanken machst. Lass uns elementar und einfach bei der Anrede deiner Schülerinnen und Schüler anfangen und uns im Verlauf des Kapitels schrittweise weiter zu komplexeren sprachlichen Themen vorarbeiten. Nun aber zunächst zu der Frage: Wie sprichst du deine Schülerinnen und Schüler in deiner Yogastunde richtig an? Welche Anrede verwendest du?

ANREDEPRONOMEN DU ODER SIE?

Im Deutschen gibt es für die Anrede und somit das direkte Ansprechen deiner Teilnehmenden im Yoga zwei Möglichkeiten: Du kannst »du« oder »Sie« verwenden, wenn du mit deinen Schülerinnen und Schülern sprichst. »Du« und »Sie« nennt man Anredepronomen. »Sie« bezeichnet dabei die höflichere Form, »du« verwendet man bei einem eher lockeren Umgang, es drückt Vertrautheit und Nähe aus. In der Regel verwendet man die Höflichkeits- oder Sie-Form bei älteren oder unbekannten, erwachsenen Personen, die Du-Form im vertraulicheren Kreis oder bei Kindern. Es kommt für die richtige Anrede in deinen Yogastunden also tatsächlich darauf an, wo, wen und was du unterrichtest.

Wenn du in einem vertrauten Studio lehrst, wo sich alle mit Vornamen ansprechen, so ist das auch ein vertraulicher, lockerer Umgang miteinander und du wirst sehr wahrscheinlich alle Teilnehmenden, ob bekannt oder unbekannt, duzen. Tatsächlich wäre es hier für dich und andere sonderbar und fehl am Platz, die Höflichkeitsform »Sie« zu verwenden. Wenn neue Schülerinnen und Schüler kommen, kannst du dich gleich bei der Begrüßung mit deinem Vornamen vorstellen, so ist die Sache geklärt und du erfährst meist auch gleich den Namen deines Neulings. Wenn du allerdings einen neuen festen Kurs »Seniorenyoga« übernimmst, in dem alle Teilnehmenden weitaus älter sind als du, so kann es auf dich selbst und die unbekannten Senioren befremdlich oder sogar respektlos wirken, wenn du sie duzt und einen völlig fremden 74-Jährigen freundschaftlich mit »Hallo, Gunther!« begrüßt. Bei der Anrede deiner Seniorinnen und Senioren bieten sich zwei professionelle Wege an: Entweder du wählst von vornherein durchgängig die höfliche Sie-Form oder du klärst die bevorzugte Anrede gleich zu Beginn gemeinsam ab, um von Anfang an eine klare Kommunikationsbasis zu schaffen. In diesem Fall kannst du die Form der Anrede am Anfang deiner ersten Stunde als Anlass nehmen, mit den Teilnehmenden ins Gespräch zu kommen, und die Erfahrung zeigt, dass die meisten dem persönlichen »Du« sehr aufgeschlossen gegenüberstehen. Du kannst die Abfrage der Anrede aber auch diskreter gestalten, indem du einen kurzen Moment der Stille einleitest und alle

Teilnehmenden bittest, kurz die Augen zu schließen. Wer das förmliche »Sie« bevorzugt, kann dies nun mit einem schlichten Handheben vertraulich mitteilen. Diese Methode schützt die Privatsphäre und vermeidet jegliche unangenehme Aufmerksamkeit oder Stigmatisierung in der Gruppe. So hast du eine Antwort auf deine Frage und niemand wird wegen seiner Präferenz zu einer Anrede gebrandmarkt. Wenn du die Form der Anrede nicht in deiner Stunde mit der gesamten Gruppe thematisieren möchtest, gibt es natürlich auch die Möglichkeit, das vorab schriftlich oder mündlich mit den einzelnen Teilnehmenden abzuklären.

Auch wenn du in einem Unternehmen oder einem förmlich geprägten Umfeld unterrichtest, frage das »Du« ab, wenn du duzen möchtest. In der Regel wird das in Ordnung gehen. Die Yogagemeinschaft pflegt das »Du« als Ausdruck von Verbundenheit und Gleichwertigkeit, du kennst und weißt das, weil du in dieser Branche unterwegs bist. Es kann aber sein, dass deine Teilnehmenden noch nie Yoga gemacht haben, das erste Mal im Leben mit dieser Welt in Berührung kommen und es durchaus seltsam oder eben sogar respektlos finden, von einer fremden, jüngeren Person geduzt zu werden. Mach das zu Beginn gern kurz zum Thema, wenn deine Teilnehmenden weitaus älter sind oder du als Yogalehrerin oder Yogalehrer Schülerinnen und Schüler einer völlig anderen Berufsgruppe unterrichtest. Mit deiner Nachfrage sendest du so auf jeden Fall ein Signal der Höflichkeit, des Respekts und der Wertschätzung.

UNTERRICHTEN IN DER WIR-FORM

Anstelle der Sie- oder Du-Form im Singular (Einzahl) als Anrede ist es auch möglich, die Teilnehmenden in einer Yogastunde mit »Wir« und dadurch mit einer besonderen Form des Plurals (Mehrzahl) anzusprechen. Du kannst im Vierfüßlerstand also statt »Bring die Schultern über die Handgelenke« auch »Wir bringen die Schultern über die Handgelenke« ansagen. Man nennt diesen Plural *Pluralis benevolentiae*, was aus dem Lateinischen stammend so viel wie »Mehrzahl des Wohlwollens« bedeutet. Mit dieser Anrede bemühst du dich als Sprecherin oder Sprecher, Nähe und Vertrautheit mit den Angesprochenen aufzubauen und eine Atmosphäre der Gemeinsamkeit zu schaffen. Auch Ärzte oder Krankenschwestern verwenden diesen Plural, weswegen er auch den Spitznamen Krankenschwesternplural trägt: »Wie geht es *uns* denn heute?« oder »Wie ist *unser* Blutdruck denn heute?« als Frage der Krankenschwester, wenn sie ans Krankenbett tritt, soll Wohlwollen und Interesse bekunden. Sie formuliert hier mehr oder weniger bewusst im Plural und nicht im Singular (»Wie geht es *Ihnen* denn heute«, »Wie ist *Ihr* Blutdruck denn heute?«), um Kontakt aufzubauen und Beziehung herzustellen.

Im Yoga ist diese Form der Anrede begrenzt und wohldosiert möglich. Du kannst also zum Beispiel formulieren: »Wir kommen in den Vierfüßlerstand« oder »Wir legen uns flach auf den Rücken«. Du sprichst von einem Wir, obwohl du in vielen Fällen die Haltungen in der Praxis ja nicht mitmachst, sondern lediglich ansagst. Es ist also kein echtes, tatsächliches »Wir«, sondern ein künstliches, grammatikalisch konstruiertes Wir, weshalb diese Form der Anrede in manchen Fällen herablassend, unecht oder sogar bevormundend wirken kann. Es ist deshalb ratsam, vorsichtig und behutsam damit umzugehen. Vor allem wenn die Asanas komplexer werden und du deinen Schülerinnen und Schülern, die gerade in *Ardha Chandrasana* (der Halbmond) mit dem Gleichgewicht kämpfen, ansagst, dass, wer weitergehen möchte, noch die Hand vom Boden oder vom Yogablock lösen kann, ruft dieses »Wir« unter Umständen inneren Widerstand hervor. »Wenn du weitergehen möchtest, löse auch die rechte Hand vom Boden« klingt persönlicher, direkter und angemessener als »Wir gehen weiter und lösen auch die rechte Hand vom Boden«, wenn du selbst dabei nur langsam und entspannt durch den Raum gehst, während deine Schülerinnen und Schüler kräftezehrend an ihrer Balance arbeiten.

Wenn du dich also bewusst für den *Pluralis benevolentiae* entscheidest, dann tue dies gern bei einfacheren Übungen zu Beginn oder am Ende der Stunde oder wenn du eine einfache Übung tatsächlich mitpraktizierst, um Nähe und Wohlwollen aufzubauen und das Gemeinschaftsgefühl zu stärken. Gehe eher sparsam und dosiert mit diesem Plural um. In komplexeren Haltungen besteht die Gefahr, dass du herablassend oder künstlich wirkst, vor allem aber, dass sich deine Schülerinnen und Schüler nicht direkt und individuell angesprochen fühlen. Du kannst diese Form der Anrede für dich auch vollkommen ausschließen, wenn sie dir für deine Stunden nicht tragbar scheint.

PASSIVE UND AKTIVE KONSTRUKTIONEN

Im Deutschen gibt es in Bezug auf das Verb zwei Handlungsrichtungen und somit auch zwei Möglichkeiten, wie du dich ausdrücken und deine Ansagen als Yogalehrerin oder Yogalehrer formulieren kannst: das Aktiv und das Passiv. Ein Satz im Aktiv ist zum Beispiel: »Ruth übt die Asana *Trikonasana*.« Der gleiche Satz lautet im Passiv: »Die Asana *Trikonasana* wird von Ruth geübt.« Die meisten Passivformen werden mit einer Form von »werden« oder »sein« gebildet: »Die Asana wird geübt.« »Das rechte Bein wird gehoben.« »Das rechte Bein ist angehoben.« (Zustandspassiv).

Es ist als Yogalehrerin oder Yogalehrer also möglich, deine aktiv übenden Schülerinnen und Schüler mit einer sprachlich passiven Konstruktion anzusprechen. Statt zu sagen: »Du hebst dein rechtes Bein!« oder »Hebe dein rechtes Bein!« (Aktiv), kannst du im Passiv formulieren: »Dein rechtes Bein wird gehoben« oder »Dein rechtes Bein ist angehoben«. Grundsätzlich bezeichnet dein Passivsatz zwar denselben Sachverhalt wie deine Ansage im Aktiv, die Perspektive ist jedoch eine andere. Beide Ansagen, ob Aktiv oder Passiv, führen zur gleichen körperlichen Position – und doch unterscheidet sich die innere Erfahrung deiner Teilnehmenden fundamental. Deine Formulierung prägt die Einstellung und den gesamten Prozess der Bewegung, auch wenn das Endergebnis identisch ist, je nachdem, ob du den Satz im Aktiv oder im Passiv ansagst. Das Ergebnis ist also gleich, aber der Weg dorthin anders.

Im Passiv steht mehr das Geschehen oder das Ergebnis als solches im Fokus, also die Tatsache des angehobenen Beins. Das Passiv präsentiert sich eher nüchtern, sachlich und objektiv: Das rechte Bein wird gehoben. Dementsprechend werden Passivformen oftmals dann verwendet, wenn die Person unwichtig erscheint oder nicht genannt werden soll. Passivsätze lassen das Geschilderte objektiver erscheinen, weshalb sie gerade in Fach- und Wissenschaftssprachen sehr verbreitet sind.[44] Auch infinite Konstruktionen wie »Tief atmen« oder »Füße in die Erde wurzeln« haben eine ähnliche Wirkung. Diese Sätze haben kein Subjekt und sprechen deine Schülerinnen und Schüler nicht direkt an, der Aufforderungscharakter fehlt.

Im Aktiv hingegen stehen die Yogini und der Yogi, die die Asana bewusst als Handelnde ausführen, im Vordergrund und der Vorgang, also dass das Bein gehoben wird, erhält mehr Relevanz. »Hebe dein rechtes Bein« spricht deine Schülerinnen und Schüler direkt als aktive und handelnde Personen an. Da du in deiner Yogastunde die Ansagen direkt an deine Schülerinnen und Schüler richten und ihnen das Gefühl vermitteln willst, aktiv an ihrer Beweglichkeit, ihrem Körper und Atem zu arbeiten, eignet sich das Aktiv in vielen Phasen der Yogastunde optimal. Sätze wie »Rotiere den hinteren Oberschenkel nach innen« klingen direkt, aktivierend und persönlich. »Der hintere Oberschenkel wird nach innen rotiert« eher objektiv und unpersönlich.

Dennoch eignen sich in manchen Momenten der Yogastunde auch passive oder infinite Konstruktionen gut und du kannst sie für deine Ansagen gern dosiert und sparsam anwenden. In manchen Situationen können diese Sätze sehr bereichernd wirken: »Du wirst von der Erde getragen« als Ansage, wenn die Schülerinnen und Schüler auf dem Rücken liegen, verdeutlicht hier gerade den passiven Aspekt, das Loslassen der Aktivität und die Hingabe an die Schwerkraft, die hier auch sprachlich umgesetzt wird. Die Ansage »Tief atmen« genügt als schlichter Infinitiv, der die Aufmerksamkeit sanft nach innen lenkt und die Selbstwahrnehmung verfeinert. Wenn du deine Teilnehmenden mit Passiv oder Infinitivkonstruktionen ansprichst, prüfe also gern, ob sie in diesem Moment auch eher als Nicht-Handelnde in den Hintergrund treten, von der Handlung losgelöst sind, entspannen oder loslassen dürfen. Dann verstärken deine Ansagen die Wirkung des Yoga und die Praxis gewinnt durch diese sprachliche Feinabstimmung an Tiefe.

Folgende Reflexionsfragen helfen dir, den Einsatz von aktiver oder passiver Sprache gezielt zu steuern: Sollen deine Schülerinnen und Schüler selbst aktiv werden? Soll der Prozess, der Weg, die Handlung in der Asana betont werden? Sollen deine Teilnehmenden als Handelnde in den Fokus rücken? Möchtest du deine Schülerinnen und Schüler persönlich und direkt ansprechen und motivieren? Geht es gerade um ein wichtiges Kriterium im Alignment, um ein fundamentales Element in der Asana? Dann verwende in deinen Ansagen das Aktiv und formuliere: »Streck dein Bein. Halte die Hüfte parallel.« Sollen deine Schülerinnen und Schüler eher passiv sein? Sollen sie sich entspannen und loslassen? Möchtest du eher einen Zustand beschreiben? Geht es eher um Verfeinerung, um Feinstoffliches, um das innere Erkunden? Dann verwende in deinen Ansagen gern das Passiv oder den Infinitiv und formuliere zum Beispiel: »Deine Schultern sind entspannt. Der Kiefer ist gelöst.«

Im Folgenden noch einige weitere Beispiele für Ansagen im Yoga, die sowohl im Aktiv als auch im Passiv und Infinitiv möglich sind, deren individuelle Sprachform jedoch einen eigenen Schwerpunkt setzt und zu einer anderen Erfahrungsqualität einlädt, je nachdem, wie du sie formulierst.

Ideen für Ansagen im Aktiv und Passiv

Aktiv	Passiv
• »Atme tief.«; »Tief atmen.«	• »Spüre, wie du geatmet wirst.«
• »Lass den Kiefer locker, löse die Zahnreihen voneinander.«	• »Dein Kiefer ist entspannt.«
• »Entspanne deine Schultern nach hinten und unten.«	• »Deine Schultern sind entspannt.«
• »Weite den Brustkorb.«; »Brustbein heben, Weite im Brustkorb«	• »Dein Brustkorb wird weit.«
• »Aktiviere die unteren Bauchmuskeln.«	• »Deine Mitte wird gestärkt.«
• »Lass deine Körperrückseite tief in die Erde sinken.«	• »Du wirst von der Erde getragen.«

IMPERATIVSÄTZE MIT AUFFORDERUNGS-CHARAKTER

Am häufigsten wirst du deine Schülerinnen und Schüler in einer Yogastunde mit dem Imperativ ansprechen. »Hebe deine Arme auf Schulterhöhe an« ist ein Imperativsatz mit Aufforderungscharakter, denn du möchtest, dass deine Teilnehmenden die Arme auf Schulterhöhe anheben. Das ist die gleiche grammatikalische Form wie die eines Befehls und dennoch kannst du sie durch deine Sprechabsicht, deine Körperhaltung und die Wirkung deiner Stimme klar davon abgrenzen, sodass es nach einer wohlwollenden Aufforderung klingt. Die Kunst liegt in der Vermittlung, also darin, *wie* du es sagst. Der Ton macht hier die Musik.

Im Deutschen dient der Imperativ dazu, eine oder mehrere Personen zu etwas aufzufordern, einen Wunsch oder eine Bitte zu äußern oder einen Befehl oder eine Anweisung zu geben. Je nach Tonfall oder Formulierung kann das unterschiedlich streng wirken. Du wendest dich damit direkt an deine Yogaschülerinnen und Yogaschüler, indem du sie sprachlich zu etwas aufforderst.

Einzahl oder Mehrzahl?

Es gibt dabei eine grundlegende Entscheidung, die du für deine Yogastunden treffen musst: Verwendest du den Imperativ in deinen Ansagen im Singular oder im Plural? Sagst du also »Hebe deinen Arm« (Singular) oder »Hebt eure Arme« (Plural)? Beide Ansagen sind korrekt, dennoch ist aus der Perspektive deiner Schülerinnen und Schüler die Variante im Singular stimmiger. Der einzelne Teilnehmende fühlt sich als Individuum direkter und persönlicher angesprochen, wenn die Ansage im Singular formuliert ist. Auch wenn es für dich vielleicht ungewohnt sein mag, eine ganze Gruppe im Singular anzusprechen, denn du als Lehrperson sprichst ja mit mehreren Teilnehmenden und würdest so eigentlich den Plural verwenden, so ist es für jede einzelne Schülerin und jeden einzelnen Schüler definitiv sinnvoll und hilfreich. Also besser »Hebe deinen Arm« im Singular. Diese persönliche Ansprache schafft eine intimere Atmosphäre und ermöglicht es den Übenden, sich ganz auf ihre individuelle Praxis zu konzentrieren.

Positives Formulieren

Formuliere deine Ansagen im Yoga positiv und vermeide Verneinungen, so wirkt deine Botschaft konstruktiv und motivierend und deine Schülerinnen und Schüler reagieren mit Wohlwollen und Kooperationsbereitschaft. Richte dabei den Fokus auf das, was erreicht werden soll, statt auf das, was vermieden werden soll. Betone also lieber die Möglichkeiten als die Schwierigkeiten, das erhöht die Motivation deiner Schülerinnen und Schüler und verringert innere Abwehr.

Du kannst hierzu deine Verneinungen gezielt umformulieren. Statt anzusagen: »Ziehe deine Schultern nicht nach oben«, sagst du »Entspanne deine Schultern nach unten«. Statt »Beiße die Zähne nicht aufeinander« formulierst du »Lass den Kiefer locker« oder »Löse die Zahnreihen voneinander«. Übe diese positiven Formulierungen bewusst in deinen Yogastunden und reflektiere deine eigenen Sprachmuster immer wieder neu.

Das alles sind sprachliche und kommunikative Fähigkeiten, die die positive Verbindung zwischen dir und deinen Schülerinnen und Schülern fördern, die Atmosphäre und das Klima verbessern und die Magie von Yoga entfachen. Lass uns noch einmal die wichtigsten Erkenntnisse zum Thema »Anrede deiner Schülerinnen und Schüler in der Yogastunde« zusammenfassen:

1. Du verwendest in den meisten Fällen das »Du« als Anredeform in deinen Yogastunden. Frage aus Respekt und Höflichkeit in bestimmten Kontexten, wie zum Beispiel im Business- oder Seniorenyoga, gern konkret nach dem Anredepronomen, bevor du deine Teilnehmenden duzt.
2. Den Krankenschwesternplural verwendest du, wenn überhaupt, nur sehr sparsam und in einfachen Asanas oder Entspannungsübungen, um nicht überheblich zu wirken.
3. Aktiv- und Passivsätze können sich in Yogastunden abwechseln, je nachdem, was die inhaltliche Dimension deiner Ansage ist. Aktive Ansagen wirken aktivierend und persönlich, passive Ansagen eher objektiv, daher

eignen sie sich gut für Phasen, in denen das Loslassen oder die Beschreibung eines Zustands im Fokus stehen.

4. Für deine Ansagen verwendest du Imperativsätze im Singular. So fühlt sich jedes Individuum persönlich und direkt angesprochen. Durch deine Sprechabsicht und die Wirkung deiner Stimme gibst du deinen Ansagen den Charakter einer wohlwollenden Aufforderung.
5. Du formulierst positiv, betonst die Möglichkeiten und vermeidest Verneinungen, um die Motivation deiner Schülerinnen und Schüler zu erhöhen und eine optimistische Grundeinstellung und positive Atmosphäre zu fördern.

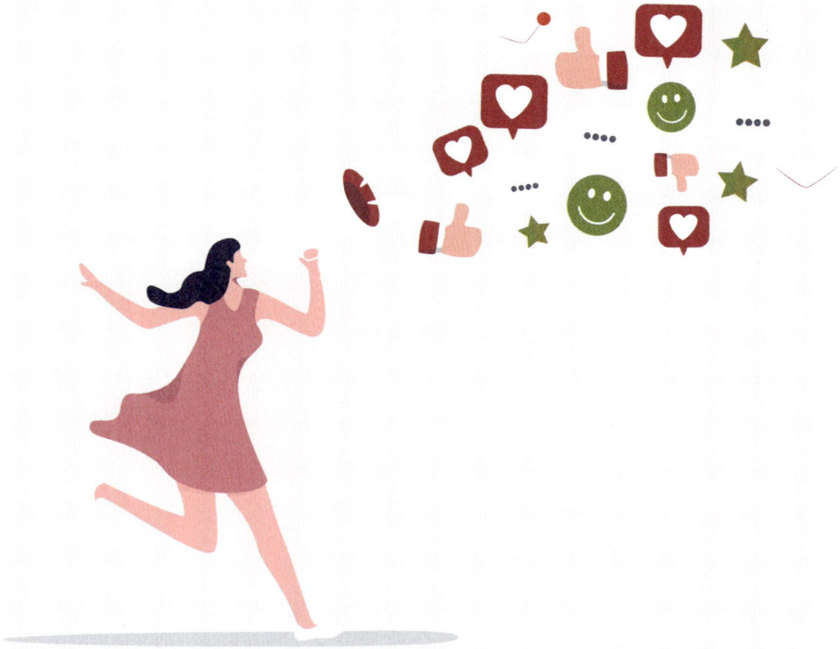

Das positive Formulieren als Kommunikationstechnik, um den Fokus auf vorhandene Stärken und Möglichkeiten zu legen.

PRÄZISES ANSAGEN DER ASANAS

Die Kunst der Ansage spielt als Schlüssel zu einer gelungenen Yogasequenz eine entscheidende Rolle. Sie ist das unsichtbare Band, das dich mit deinen Schülerinnen und Schülern verbindet, und der Kompass, der durch deine Sequenz führt. In diesem Abschnitt rücken wir deshalb die Feinheiten und Techniken effektiver und stimmiger Yogaansagen in den Fokus. Lass uns zuerst ein paar Kerngedanken und zentrale Motive zu den Asanas ins Gedächtnis rufen, bevor wir zu einigen handfesten Prinzipien kommen, wie du deine Asanas konkret in deinen Stunden ansagen kannst.

Das Wort *Asana* bedeutet, wenn wir es wörtlich aus dem Sanskrit übersetzen, »Sitz«. Freier wird es im Yoga heute in der Bedeutung »Stellung« oder »Haltung« verwendet. Im achtgliedrigen Pfad von Patanjali bezeichnet Asana die dritte Stufe, gefolgt von Pranayama, den Atemübungen. Asanas geben Standhaftigkeit, Gesundheit und Leichtigkeit. »Sthira-sukham asanam«[45], eine Asana sollte stabil und angenehm sein, heißt es in Patanjalis 46. Yogasutra in Bezug auf die Asanas. *Sukha* bedeutet in der wörtlichen Übersetzung sogar »fröhlich«. Stabil und fröhlich also. Indem wir im Yoga unseren Körper durch Praktizieren der Asanas beherrschen, machen wir ihn zu einem geeigneten Gefäß für unseren Geist. Wenn eine Asana richtig ausgeführt wird, dann ist sie der körperliche Ausdruck für die innere Betrachtung, den inneren Energiefluss, die innere Reise. Das Ausführen von Asanas führt zu einem Zustand vollkommenen Gleichgewichts von Körper, Gedanken und Geist, während die Energie fließt. In der tantrischen Philosophie wird der Körper dabei als Tempel verehrt, in dem das Höchste wohnen darf.

Wir wollen uns in diesem Abschnitt nun gezielt anschauen, wie du deine Ansagen der Asanas grammatikalisch und inhaltlich sinnvoll aufbaust, damit der Erfahrungsspielraum für deine Schülerinnen und Schüler wachsen und verfeinert werden kann: Wie gibst du deinen Ansagen Präzision? Wodurch erreichen deine Worte maximale Wirkung bei minimaler Länge? Welche Formulierungen führen direkt zum Kern der Asana? Wie baust du deine Ansagen systematisch und durchdacht auf? Denn die Art und Weise deiner Ansagen formt nicht nur die äußere Ausrichtung, sondern auch die innere Erfahrungswelt deiner Schülerinnen und Schüler. Es geht also zunächst darum, Worte zu finden, die deine Praktizierenden sicher in die Haltung hineinführen. In der Asana dann gibst du ihnen durch deine Sprache stabilen Halt, um zu vertiefen, spüren und wachsen zu können und schließlich wieder sicher aus der Haltung heraus- und in die nächste hineinzufinden.

Das Prinzip von *Vinyasa Krama*, dem überlegten und bewussten Aufbau einer Yogastunde, wie du es bereits im dritten Kapitel kennengelernt hast, dient deinem Sequencing dabei als Fundament. *Vinyasa Krama* greift auf drei Ebenen:

1. die Praxis der einzelnen Asanas und der Weg in die Asana hinein
2. die Abfolge mehrerer Asanas innerhalb einer Sequenz
3. der Verlauf der Yogapraxis über mehrere Monate und Jahre

Vinyasa Krama ist also als Grundprinzip, aber auch innerhalb einzelner Asanas und in der gesamten Yogapraxis deiner Schülerinnen und Schüler über einen längeren Zeitraum wirksam. Die Sätze und somit auch die Asanas in deiner Yogastunde folgen Schritt für Schritt einer sinnvollen Reihenfolge und du hast einen strukturierten Aufbau als Basis, um deine Schülerinnen und Schüler tiefer in die Erfahrung zu bringen. An dieser Stelle nähern wir uns vor allem der sprachlichen Dimension von *Vinyasa Krama* und richten damit den Fokus auf die Wörter und Sätze deines Sequencings. Wir erkunden dabei zwei zentrale Ebenen:

1. **Der Aufbau und die Verbindung deiner Ansagen:** Wie baust du sie auf, um deine Yogaschülerinnen und Yogaschüler sicher und wirkungsvoll durch die Praxis zu führen?
2. **Die Kraft der einzelnen Worte:** Welche Begriffe wählst du bewusst für deine Yogastunden?

DEINE SÄTZE IM YOGA

Deine Sprache als Yogalehrerin oder Yogalehrer beeinflusst, lenkt und verändert die Wahrnehmung deiner Schülerinnen und Schüler. Deine Sprache öffnet ihre Welt, während du sie gleichzeitig eingrenzt, indem du sie in eine bestimmte Richtung und auf einen ausgewählten Weg führst.[46] Diese Macht der Sprache ist dir als Yogalehrerin oder Yogalehrer bewusst, wenn du die Praktizierenden in ihrer Selbsterfahrung führst, und sie beschreibt einen wichtigen Grund dafür, die Ansagen im Yogaunterricht achtsam und verantwortungsbewusst zu formulieren. Im Folgenden schauen wir uns deine Ansagen aus der sprachlichen Perspektive genauer an, um dir ein gutes Fundament zu bauen.

Grammatikalisch gesehen sind Yogaansagen Sätze oder genauer gesagt Aufforderungen. Aufforderungen, die deine Schülerinnen und Schüler hören und umsetzen. Sanfte oder motivierende Aufforderungen, die innerhalb einer planvoll aufgebauten Sequenz vielleicht zu einer Peak-Pose führen und diese stimmig vorbereiten. Es gibt handfeste Kriterien, wie du nicht nur deine Sequenz, sondern auch jede einzelne Ansage im Yoga sinnvoll aufbauen kannst. Zielführendes Kriterium ist dabei immer die Erfahrung und die Weiterentwicklung deiner Schülerinnen und Schüler.

Syntax und Aufbau der Ansage

Im Folgenden geht es in erster Linie um deine Sätze in der Ansage der Asanas. Natürlich wirst du in deinen Stunden auch immer wieder frei sprechen und individuelle Erklärungen, vielleicht auch Demonstrationen oder verbale Hilfestellungen anbieten, wenn du deine Schülerinnen und Schüler im Moment beobachtest. Dann wirst du diesen sprachlich festgelegten Pfad der Ansage verlassen. Je genauer und sicherer dein innerer Kompass der Ansagen den Weg weist, desto professioneller wirst du unterrichten. Wir schauen uns deshalb die Syntax, also den Aufbau deiner Sätze und Ansagen, genauer an.

Ein überlegter Aufbau deiner Ansagen im Yoga ist wesentlich, um deine Schülerinnen und Schüler auf der Grundlage eines guten Alignments sicher durch die Asanas zu führen. Du formulierst deine Ansagen verständlich, um das innere Erkunden, das Gefühl von Freiheit und Ganzheit und das Erleben des Yoga zu ermöglichen. Mit den zwei Grundprinzipien »kurz und klar« sowie »präzise und einfach« kannst du Qualität und Verständlichkeit deiner Ansagen erhöhen.

Kurz und klar

Deine Ansagen sind eher knapp statt ausufernd und wortreich. Das bringt Klarheit und ermöglicht den Schülerinnen und Schülern Sicherheit im Verständnis und im Erleben. Außerdem spielen der zeitliche Aspekt und das Timing eine wichtige Rolle, denn meist hast du als Yogalehrerin oder Yogalehrer für eine Ansage nur einige Sekunden Zeit, dann muss schon die nächste folgen. Packe also nur das Wichtigste, Notwendige hinein, alles andere muss leider draußen bleiben.

Präzise und einfach

Vor allem wenn es um die Grundelemente einer Haltung und um das richtige Alignment geht, sind präzise Anweisungen notwendig, um Verletzungen und Überlastung zu vermeiden. Einfache Hauptsätze sind hier eine gute Wahl. Setze sprachlich lieber Punkte und Ausrufezeichen, als Satzschlangen mit vielen Kommas zu basteln. Reduziere die Komplexität deiner Sätze, formuliere so einfach wie möglich, um deinen Schülerinnen und Schülern die Erfahrung der Verbundenheit von Körper, Atem und Geist zu ermöglichen. Wenn die Praktizierenden im Krieger I stehen, könnten das zum Beispiel folgende kurze Hauptsätze sein: »Richte den Oberkörper auf. Hebe die Arme. Weite deinen Herzraum und atme.« Grundsätzlich haben immer die Ansagen, die Verletzungen vermeiden, Vorrang. Die Ansage, das vordere Knie über dem Sprunggelenk zu halten, ist im Krieger I also wichtiger als die Ansage, das Brustbein leicht anzuheben und den Herzraum zu weiten.

Mit diesen beiden Grundprinzipien im Hinterkopf kannst du nun deine Ansagen im Yoga strukturiert aufbauen, indem du das Verb im Imperativ Singular an den Anfang stellst: »*Erde* deine Füße! *Hebe* deine Arme! *Atme*!« Nach dem Verb folgt üblicherweise ein Objekt, beispielsweise die Bezeichnung eines Körperteils: »Erde *deine Füße*! Hebe *deine Arme*!« Adjektive oder adverbiale Bestimmungen können deine Ansagen weiter verfeinern und präzisieren, indem sie zum Beispiel das Wie oder die Art und Weise, aber auch einen Ort oder eine Richtung genauer beschreiben. Deine Ansage wird so konkret und verständlich und du führst deine Schülerinnen und Schüler tiefer in die Erfahrung der Asana hinein: »Hebe die Arme *über die Seite nach oben*! Atme *tiefer in deinen Bauch*! Bring den rechten Fuß *nach vorn zwischen die Hände*!«

Drei bis maximal vier Ansagen pro Asana können deine Schülerinnen und Schüler gut verarbeiten. Denke immer wieder an Sprechpausen und Stille, denn die Umsetzung und das Spüren brauchen Zeit. Mit deinen kurzen, einfachen Ansagen kannst du unsagbar viel Raum kreieren. So führst du deine Schülerinnen und Schüler Atemzug für Atemzug auf ihre physische und energetische Reise, indem du sie mit deinen knappen Ansagen begleitest, sie aber auch in der Stille immer wieder ihren Raum erforschen und spüren lässt, ohne das simultane Zutun deiner Worte.

Durch die Qualitäten deiner Stimme füllst du deine klaren Ansagen mit dem nötigen Respekt, mit Aufmerksamkeit und Wertschätzung. Durch deine Sprechabsicht, deine Stimmlage, deine Betonung und deine Körpersprache strahlst du Freundlichkeit und Wohlwollen aus, auch wenn deine Sätze kurz, unverblümt und sachlich sind, auch wenn du ohne Umschweife und mit nur wenigen Worten ansagt, was wichtig ist. Dein stimmlicher Ausdruck verleiht den knappen, präzisen Ansagen also jene gefühlvolle Färbung, die sie benötigen. Stimme und Sprache gehen hier einmal mehr ihre untrennbare, magische Symbiose ein. Genau diese Symbiose kennzeichnet deinen ganz persönlichen und unverwechselbaren Unterrichtsstil und deine Kompetenz als Yogalehrerin oder Yogalehrer. Fokussiere dich dabei immer wieder auf das, was du in deiner eigenen Praxis erfahren hast, und unterrichte es.

Dies soll ein Impuls sein und dich dazu anregen, deine Ansagen einmal auf sprachlicher und grammatikalischer Ebene zu betrachten. Diese Perspektive kann hilfreich sein, um Klarheit in deinen Ausdruck zu bringen. Sie soll dich als Yogalehrerin oder Yogalehrer dahingehend mehr stützen und öffnen und keinesfalls in ein sprachliches Korsett zwingen. Immer unterrichtest du als Mensch andere Menschen, nämlich die, die du tatsächlich in diesem Augenblick vor dir auf der Matte hast. Immer kommt es darauf an, mit welchen Schülerinnen oder Schülern du in diesem bestimmten Moment sprichst. Zwar hast du dir für deine Yogastunde und deine Ansagen einen Plan oder ein Konzept überlegt, du bist aber während deiner Stunde bei der Betrachtung deiner Schülerinnen und Schüler immer wieder mit offenem Herzen zu Abstechern, spannenden Umwegen und neuen Ausblicken bereit, damit die Praxis für die Anwesenden stimmig und aufbauend ist. Du kannst deine Sprache jederzeit variieren, verändern und anpassen. Kurze, klare, präzise und einfache Sätze sind das Mittel der Wahl für die Ansagen in deinen Yogastunden. Geführte Meditationen sind dabei eine klare Ausnahme. Hier darf und soll die Sprache bildhafter und poetischer werden. Dazu erfährst du später in Kapitel fünf noch mehr.

DEINE WÖRTER IM YOGA

Im Japanischen gibt es ein Wort für das Sonnenlicht, das durch die Blätter eines Baumes schimmert und Schatten wirft: *Komorebi*. Für dieses Spiel von Licht und Schatten existiert im Deutschen kein eigenes Wort. Kennt man jedoch das japanische Wort *Komorebi*, so nimmt man auch das Phänomen wahr, das es beschreibt, oder sieht es intensiver. Das ist ein schönes Beispiel dafür, wie Wörter unsere Wahrnehmung und unsere Wahrheit erschaffen und prägen. Ein Wort kann alles verändern, Wörter sind magisch und mächtig. Sie bestimmen unser Denken, Handeln und Fühlen. In deinem Gehirn werden gesprochene Wörter mit den zugehörigen Ideen und Bedeutungen, mit ihrem Sinn verknüpft. Denn die reinen Schallwellen oder Geräusche haben noch keinen Inhalt für dich. Das merkst du zum Beispiel, wenn du eine fremde Sprache hörst, derer du nicht mächtig bist. Du kannst Wörter und deren Bedeutung nur dann verstehen, wenn du die Informationen aus dem akustischen Signal mit deinem erlernten sprachlichen Wissen kombinierst. Wenn du also zum Beispiel das Wort *Balasana* hörst, hast du gelernt, dass dies die Stellung des Kindes ist, und schiebst dein Gesäß in einer Yogastunde in Richtung Fersen.

Die Klarheit und Präzision deiner Ansagen als Yogalehrerin oder Yogalehrer resultieren natürlich nicht nur aus der Architektur deiner Sätze, sondern auch aus jedem einzelnen Wort, jedem einzelnen Baustein, den du im Yoga bewusst wählst oder nicht wählst, um etwas zu sagen. Wenn du weit und offen bist, wenn du ohne Vorurteile und voller Zuwendung bist, so werden es auch deine Worte sein. Nutze diese Kraft der Worte, die aus dem Innersten kommt, und formuliere positiv und wohlwollend. Kehre immer wieder zu der Frage zurück: Ist das Wort stärker und wichtiger als die Stille?

Deine Schülerinnen und Schüler generieren aus deinen Wörtern Bedeutung und verändern oder verfeinern ihre Wahrnehmung in der Asana. Deine Wortwahl hat direkten Einfluss auf die Qualität der Praxis und den Energiefluss deiner Schülerinnen und Schüler. Hier kommen deshalb ein paar handfeste Tipps, um deine bewusste Wortwahl zu stärken.

Klare Begriffe definieren

Du wirst in deiner Tätigkeit als Yogalehrerin oder Yogalehrer aktiv Begriffe verwenden, die du in deinem Alltag nur in deiner passiven Wortschatzkiste aufbewahrst. Dazu gehören Wörter verschiedener Wortarten, Verben, Nomen, Adjektive. Alle dienen dazu, das Hineinspüren deiner Schülerinnen und Schüler in die Asanapraxis zu begleiten, ihnen sicheren Raum und Halt zu geben. Die Yogapraxis derjenigen, die zu dir kommen, ihr Atem als Bindeglied zwischen Körper und Geist, ihre Erkundung der Asanas und der damit verbundenen emotionalen, geistigen und körperlichen Regungen steht dabei im Mittelpunkt. Je klarer und genauer du deine Worte wählst und deine Begriffe definierst, desto differenzierter, feiner und subtiler darf die Erfahrung der Teilnehmenden werden, desto mehr Tore werden sich für sie im Erleben ihres Inneren öffnen.

Auf der Wortebene geht es hierbei tatsächlich um das Finetuning. Um den Weg in eine Asana hinein, das Halten und das Herauskommen aus der Asana verbal begleiten zu können, müssen die anatomischen Begriffe des menschlichen Körpers für dich klar definiert sein, denn du wirst dich im Yogakontext ein Stück weit der Fachsprache der Anatomie bedienen. Konkret heißt das, die Namen der wichtigsten Gelenke und Körperteile zu kennen, im besten Falle auch ihre Bewegungsmöglichkeiten und zugehörige Strukturen, wie zum Beispiel Muskeln und Bänder.

Lass uns die Klarheit und Genauigkeit deiner Begriffe an einem Beispiel festmachen: Du beginnst deine Yogastunde in einem aufrechten Sitz und bittest deine Schülerinnen und Schüler, in ebendiesen zu kommen. Meinst du das Becken oder die Sitzknochen, wenn du in diesem aufrechten Sitz ansagst »Erde dein Becken«? Und: Sagst du eigentlich Sitzknochen, Sitzbeinknochen, Sitzhöcker oder Sitzbeinhöcker? Alle vier Begriffe sind anatomisch richtig, du solltest dich jedoch für einen entscheiden und dann bei ihm bleiben. Denn wenn du Begriffe variierst, irritiert das deine Schülerinnen und Schüler. Du könntest in diesem aufrechten Sitz weiterhin ansagen: »Leg deine Hände aneinander ins *Anjali Mudra* vor dein Herz.« Oder meinst du die Handflächen? Ja, nimm es an dieser Stelle gern übertrieben genau, sei detailverliebt, kleinlich und fein. Denn je gewissenhafter und ausdifferenzierter du als Yogalehrerin oder Yogalehrer mit deinen Worten umgehst, desto feiner und subtiler wird auch die Wahrnehmung deiner Schülerinnen und Schüler sein. Vielleicht begegnen sie in deinem Unterricht auf ihrer Matte zum ersten Mal in ihrem Leben ihren Sitzknochen, spüren Erdung, Heimat, Vertrauen. Vielleicht spüren sie zum ersten Mal die Wärme ihrer Handflächen? Durch die Klarheit und Präzision deiner Begriffe hast du die Kraft, die Wahrnehmung anderer Menschen zu erweitern.

Wiederholungen kultivieren

Im Rhythmus unseres menschlichen Daseins spielt die Wiederholung eine zentrale Rolle. Wiederholungen im Tages-, Jahres- und Lebensrhythmus. Frühling, Sommer, Herbst, Winter und wieder Frühling. Geboren werden, leben, sterben und wieder geboren werden. Die Wiederholung dient als schützendes Fundament, das dich vor einer Überflutung mit ständig Neuem und Unerwartetem bewahrt und somit deine kognitiven und emotionalen Ressourcen schont. Wiederholungen fungieren als verlässliche Wegweiser und Begleiter durch dein Leben. Sie ermöglichen es dir, kommende Ereignisse mit größerer Wahrscheinlichkeit vorherzusehen, wodurch ein Gefühl von

Vertrautheit und Sicherheit entsteht. Diese Vorhersehbarkeit bildet einen stabilisierenden Rahmen, innerhalb dessen du dich geborgen und zuversichtlich bewegen kannst. Dein Leben besteht innerhalb dieser rhythmischen Wiederholungen aber auch immer wieder aus neuen und unvorhersehbaren Erfahrungen, aus Überraschungen, Frustrationen, Abenteuern, Krisen, Festen und Genüssen. Sie sind das Salz im großen Suppentopf Leben. Auch im Ayurveda, der indischen Lehre vom langen und gesunden Leben, spielt die Kraft der Wiederholung eine zentrale Rolle. Die drei Doshas oder Bioenergien des Menschen *Kapha, Pitta* und *Vata* werden durch den Tages- und Nachtrhythmus, aber auch durch den Jahresrhythmus und das Lebensalter beeinflusst. Tages- und Jahreszeiten wiederholen sich dabei immer wieder, Sonne und Natur sind im Ayurveda richtungsweisend für den sehr feinen Biorhythmus des menschlichen Körpers.

Wir können dieses heilsame Bild der Wiederholung auch als Metapher nutzen. Jede Asana, aber auch jede Yogastunde kann ein Sinnbild für dein Leben sein: mit der Geburt und dem Ankommen im aufrechten Sitz, dem Erleben und Spüren von Atmung, Geist und Körper im Verlauf der Stunde und dem Ende in *Shavasana*, der Totenstellung, und der Wiederauferstehung in den Alltag. Auch in der sprachlichen Dimension kann sich dieser immerwährende Kreislauf widerspiegeln, indem du kunstvoll Wiederholungen in deine Yogastunden einwebst, indem sich Sätze und Wörter wiederholen. Dies gibt deinen Schülerinnen und Schülern Wissen um das, was kommt, und Sicherheit in dem, was sie tun. Es schenkt ihnen Vertrauen in das, was sie spüren. Lernen und Üben basieren immer auf Wiederholung, die Kraft der Weiterentwicklung begleitet sie. Mehr zu Ritualen, den großen, prägenden Phasen der Wiederholung, erfährst du auch im Abschnitt »Rituale aufbauen – Sicherheit und Vertrauen geben«, ab Seite 185.

Identifiziere also deine persönlichen Schlüsselbegriffe im Yoga und verwende sie immer wieder: Welche Wörter transportieren für dich die Essenz der Yogapraxis am besten? Gibt es Yogaworte, die du besonders gern magst? Hast du Yogalieblingswörter? Wörter, die für dich besonders tief greifen, die dir eine inspirierende oder transformierende Erfahrung ermöglicht haben?

Wörter, die das Fundament einer Asana besonders exakt beschreiben? Wörter, die deine Energie zum Fließen gebracht haben? Wörter, die dich selbst schon tief berührt haben? Wiederhole diese Wörter immer wieder, leg besondere Kraft in sie, kultiviere sie in deinem Unterricht. So werden deine Yogastunden ihre individuelle Note erhalten und gleichermaßen an Qualität gewinnen. Deine Schülerinnen und Schüler werden sich in deinen Worten wiegen, sich frei, geborgen und neu fühlen.

Dies gilt nun einerseits für deine gesamte Tätigkeit als Yogalehrerin oder Yogalehrer. Du prägst als dein Markenzeichen deine ganz individuellen Yogawörter und Yogasätze, die deine Schülerinnen und Schüler immer wieder hören und damit ihren Erfahrungsbereich erweitern. Diese Wiederholungen werden zu tragenden Säulen, sie spiegeln dein Verständnis und deine Botschaft von Yoga, sie stellen die Aktionen und Feinheiten sicher, die dir besonders wichtig sind. Das können auf körperlicher Ebene zum Beispiel die Sitzknochen sein, wenn du im Herabschauenden Hund in jeder deiner Stunden immer wieder ansagst: »Schiebe deine Sitzknochen weit nach hinten und oben! Bring Länge in deine Wirbelsäule!«

Andererseits kannst du auch innerhalb des Schwerpunktes einer einzelnen Stunde bestimmte, charakteristische Begriffe wiederholen. Wenn du zum Beispiel eine Stunde mit dem Schwerpunkt *Muladhara Chakra* unterrichtest, könnte das die Wiederholung der Wörter »wurzeln«, »Wurzel«, »erden«, »Erde«, »Stabilität« oder »Vertrauen« sein. Aber auch Wörter, die die Qualität einer Bewegung veranschaulichen, bringen deine Schülerinnen und Schüler in eine feinere Wahrnehmung: »Fließen«, »schweben«, »wachsen«, »tauchen« sind zum Beispiel derartige Verben.

Über die Wiederholung transportierst du deine Botschaft von Yoga noch klarer, konsequenter und leidenschaftlicher und deine Worte prägen sich tief im Bewusstsein der Übenden ein. Dies kann sogar so weit gehen, dass deine Schülerinnen und Schüler dich bei anderen Lehrenden als innere Stimme hören, wenn sie eine Asana praktizieren. So unterstützt deine Sprache ihren individuellen Entwicklungsprozess auf ihrem persönlichen Yogaweg. Wiederkehrende

Formulierungen bieten den Praktizierenden den vertrauten Rahmen, um Routinen zu entwickeln und sich selbst zu entdecken.

Füllwörter meiden

Ein Füllwort ist ein Wort mit geringem Aussagewert.[47] Partikel oder Interjektionen wie »also«, »oh«, »ach«, »eben«, »halt«, »ziemlich«, »echt«, »wirklich«, »einfach«, »eigentlich«, »ganz«, »ja« oder das berühmte »äh« oder »ähm« sind klassische Beispiele für Füllwörter. Meist kann man Füllwörter einfach weglassen, ohne den Sinn einer Aussage nennenswert zu verändern. In der mündlichen Kommunikation werden sie häufig verwendet, um Denkpausen einzubauen, um Aussagen abzuschwächen oder die Sprachmelodie zu erhalten. »Eigentlich kannst du die Sitzknochen im Herabschauenden Hund echt weit nach hinten und wirklich weit nach oben schieben« klingt anders als »Schiebe im Herabschauenden Hund die Sitzknochen weit nach hinten und oben«. Die zweite Aussage ist klarer, prägnanter, direkter.

Für deine Ansagen im Yoga sind Füllwörter ungeeignet und sollten so weit wie möglich draußen bleiben. Sie sind echte Zeitdiebe und als Yogalehrerin oder Yogalehrer brauchst du jede Sekunde für deine Ansagen. Füllwörter stehen konträr zu der Idee, dass deine Ansagen kurz, klar und präzise sein sollen, denn sie verlängern deine Ansage und verwässern oder schwächen deren Aussagekraft.

Übung

Weiterentwicklung deiner Sprache

Beobachte dich in deiner nächsten Yogastunde gern einmal selbst in Bezug auf deine Füllwörter. Vielleicht kannst du dich auch aufnehmen oder es gibt sogar eine Onlineversion deiner Stunde? Perfekt! Höre dir jetzt rückwirkend selbst in Bezug auf folgenden Aspekt zu: Gibt es ein Füllwort, das du besonders häufig verwendest?

Wenn du einem verdächtigen Füllwort auf die Spur gekommen bist, richte deinen Scheinwerfer darauf: Brauchst du es wirklich für deine Ansagen? Wie würde sich deine Ansage anhören, wenn du das Füllwort herausnimmst? Wenn du es inhaltlich nicht brauchst, versuche in deiner nächsten Stunde, es weniger häufig zu benutzen, vielleicht sogar, es ganz wegzulassen. Das wird nicht von einer Stunde auf die nächste gehen, denn sprachliche Muster haben sich oft über Jahre eingeschlichen. Aber Achtsamkeit und Fokus sind der erste Schritt auf diesem Weg, den du dann Stunde für Stunde gehen kannst. Nimm dich nach ein paar Stunden wieder einmal auf. Und? Hat sich etwas verändert?

Sanskrit ja oder nein?

Manche Sanskritbezeichnungen für Asanas haben im modernen Yoga wie selbstverständlich Einzug erhalten: *Namaste* als Grußformel, *Trikonasana* für das Gestreckte Dreieck, *Uttanasana* für die Vorbeuge im Stehen und *Shavasana* für die Endentspannung dürften den meisten Schülerinnen und Schülern heute geläufig sein. Ob jedoch alle deine Schülerinnen und Schüler *Upavista Konasana*, die Sitzende Winkelhaltung, oder *Dhanurasana*, den Bogen, auch auf Sanskrit verstehen, bleibt offen.

Sanskrit ist die traditionelle Sprache alter indischer Schriften und ein Schlüssel zum Verständnis indischer Kultur und Religion. Es ist die heilige Sprache der Hindus, vergleichbar in etwa mit dem Lateinischen bei uns in Europa.

Zwar wird Sanskrit im asiatischen Raum nirgends mehr mündlich gesprochen, dennoch hat es in der indischen Kultur einen hohen Stellenwert. Wichtige philosophische, religiöse, spirituelle und wissenschaftliche Texte, wie zum Beispiel die *Veden* oder *Upanishaden,* sind in Sanskrit verfasst. Auch Patanjali verfasste sein berühmtes *Yogasutra*, den Leitfaden, der heute als einer der Grundlagentexte des Yoga gilt und aus 196 Versen besteht, ursprünglich auf Sanskrit. Geschrieben wird Sanskrit in der kunstvollen Devanagari-Schrift, es besteht aus 33 Konsonanten und 16 Vokalen.

Um sich tiefer mit den alten philosophischen Texten des Yoga auseinanderzusetzen, kann es wegweisend und sinnstiftend sein, die Bedeutung einzelner Begriffe aus dem Sanskrit genauer zu durchdringen. Sanskritworte können oft sehr präzise Bedeutungen und Konzepte vermitteln, die nur schwer in andere Sprachen zu übersetzen sind. Dies ist besonders nützlich bei der Beschreibung komplexer philosophischer Konzepte oder subtiler Aspekte der Yogapraxis. Das Sanskritwort *Citta* als zentraler Bestandteil der Yogaphilosophie zum Beispiel lässt sich nicht mit einem einzelnen deutschen Wort übersetzen, da es ein komplexes Konzept umfasst. *Citta* bezieht sich auf die Gesamtheit der mentalen Prozesse und umfasst sowohl bewusste als auch unbewusste Aspekte des Geistes. Es beinhaltet Gedanken, Gefühle, Erinnerungen, Wahrnehmungen und den Intellekt. Deutsche Übersetzungen und Interpretationen hierfür wären: Geist, Denken, Ratio, Bewusstsein, Gemüt, aber auch Psyche.

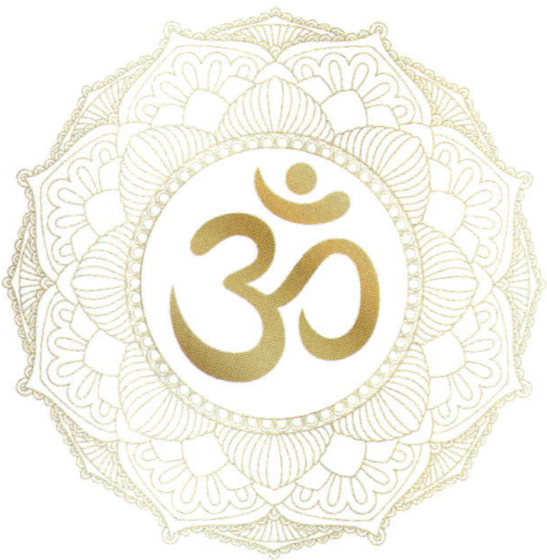

Die heilige Silbe AUM in der Devanagari-Schrift. Sie besteht aus drei Kurven, einem Halbkreis und einem Punkt.

Die Grundlagentexte und viele Begriffe im Yoga haben ihre tiefen Wurzeln also in der alten indischen Sprache Sanskrit, es ist die traditionelle Sprache des Yoga. Die Namen der geläufigsten Asanas hast du als Yogalehrerin oder Yogalehrer auf Sanskrit gelernt. Ob du diese Sanskritbezeichnungen auch in deine Yogastunden einfließen lassen möchtest, ist deine persönliche Entscheidung und auch ein Stück weit der Tradition oder dem Stil geschuldet, aus dem du kommst oder dem du dich verbunden fühlst.

Einige Yogastile legen großen Wert auf Sanskrit, während andere es sparsamer einsetzen oder ganz darauf verzichten. In manchen Yogatraditionen wird dem Klang der Sanskritworte besondere Bedeutung beigemessen, Mantras und Chants in Sanskrit werden als Werkzeuge zur Fokussierung des Geistes oder zur Erzeugung bestimmter energetischer Schwingungen verwendet. Der Klangcharakter einzelner Silben im Sanskrit ist sehr individuell und vermag die spirituelle Wirkung und Verbundenheit zu vertiefen.

Als Yogalehrerin oder Yogalehrer findest du für dich und deine Tätigkeit ganz individuell heraus, ob Sanskritbegriffe oder Mantras zu dir, deinem Unterrichtsstil und in die Umgebung deiner Stunden passen. Wenn du dich damit nicht wohl oder authentisch fühlst, kannst du auch erhebende und stimmige Yogastunden unterrichten, in denen du alle Asanas auf Deutsch oder Englisch ansagst. Vielleicht ändert sich diese Einstellung auch im Laufe deiner Reise als Yogalehrerin oder Yogalehrer.

Wenn du dich der Tradition verbunden fühlst, es sich folgerichtig, wichtig und echt für dich anfühlt, dann unterrichte die Asanas, chante oder rezitiere Mantras auch auf Sanskrit und verbinde dich mit der Weisheit und den Wurzeln der Tradition einerseits und mit der weltweiten Yogagemeinschaft andererseits. Denn Sanskrit dient der internationalen Yoga-Community als eine Art universelle Sprache. Yoginis und Yogis aus den verschiedensten Ländern können sich so über Yogapraktiken und Konzepte verständigen, auch wenn sie keine gemeinsame moderne Sprache teilen.

Wenn du dich für Sanskrit in deinen Stunden entscheidest, kannst du immer auch die deutsche Übersetzung mit ansagen, also zum Beispiel: »Halte in *Virabhadrasana II*, dem Krieger II, dein vorderes Knie über dem Sprunggelenk«. So lernen auch deine Schülerinnen und Schüler über die Zeit und durch die Wiederholung die Sanskritnamen der Asanas. Probiere in deinen Stunden gern verschiedene Möglichkeiten aus, um herauszufinden, was zu dir und deinen Stunden passt. Im Anhang findest du eine Liste mit den wichtigsten Asanas auf Sanskrit und ihrer Entsprechung im Deutschen.

DIE KUNST DEINER ANSAGEN

In deinen Yogastunden unterrichtest du unterschiedliche Menschen, die alle auf einem ganz individuellen Stand ihrer Yogapraxis sind. Du möchtest sie da abholen, wo sie in diesem Moment stehen, ihnen auf ihrem Weg die Möglichkeit zum nächsten Schritt, zur persönlichen Weiterentwicklung anbieten und sie ermutigen, wieder ein Stückchen tiefer in ihre Yogapraxis einzutauchen. Du verbindest dich mit deinen Schülerinnen und Schülern, um ihnen einen Weg der Verbindung mit sich, ihrem Körper, ihrem Atem, ihrem Geist und ihrer ganz eigenen Energie zu weisen. Yoga ist und heißt Verbindung, die Sanskritwurzel *yuj* bedeutet »verbinden«, »vereinen«, »fesseln«, »anjochen«.

Zwei grundlegende philosophische Gedanken bilden die Grundlage, wenn wir uns im Folgenden damit beschäftigen, wie du deine Ansagen in deinen Yogastunden einerseits innerhalb einer einzelnen Asana, andererseits innerhalb einer Sequenz verbindest. Die erste grundlegende philosophische Idee ist die von *Parinamavada,* die Erkenntnis, dass stete Veränderung ein fester Bestandteil der auf Ursache und Wirkung beruhenden Natur des Lebens ist. Alles ist also im Fluss und jede Wirkung in einer Asana oder einer anderen Yogatechnik geht auf einen Ursprung und eine Ursache zurück. Alles entwickelt sich immer weiter.

Die zweite philosophische Grundlage ist das Prinzip von *Vinyasa Krama*, das du bereits kennengelernt hast und das darauf beruht, dass Asanas, Pranayama und andere Yogatechniken in deiner Stunde auf eine bestimmte Art und Weise sinnvoll angeordnet sind und Schritt für Schritt aufeinander aufbauen, um den individuellen Bedürfnissen und Fähigkeiten der Übenden gerecht zu werden.[48]

Wenn wir diese beiden philosophischen Grundideen von *Parinamavada* und *Vinyasa Krama* verschmelzen, so gibt es keinen Stillstand, so fließt alles zu jeder Zeit, so ist die Veränderung und das Pulsieren unsere Natur. Durch *Vinyasa Krama* geben wir der Beliebigkeit und zugleich uns selbst eine Richtung, eine kunstvolle Reihenfolge und eine kreative Entfaltung in unserer Yogapraxis und im Leben. Selbst in einer von außen statisch anmutenden Asana lebt im Inneren das dynamische Schlagen des Pulses, der Rhythmus und die Kraft der Atmung, die Erneuerung jeder Zelle in jedem Moment, die völlige Klar- und Wachheit des Geistes im Inneren. Mit jedem Atemzug, jedem Herzschlag vermag sich diese Asana zu wandeln, zu erneuern, zu wachsen, in den Puls, den Strom und die Kraft des universellen Lebens einzutauchen.

Die Qualität dieser spürbaren, transformativen, energetischen Verbindungen im Inneren deiner Schülerinnen und Schüler, deren körperlicher Ausdruck ihre Asana ist, kannst du durch deine überlegten sprachlichen Verbindungen anstoßen und verfeinern. Die folgenden Ansagen, die für deine Sätze innerhalb des längeren Haltens einer Asana gelten, beziehen sich eher auf das statische als auf das dynamische Praktizieren, da hier der Fokus auf dem Verfeinern des Alignments und auf dem ruhigen Fluss des Atems liegt. In der dynamischen Asanapraxis, wie sie in vielen Yogastilen wie zum Beispiel im *Ashtanga-* oder *Jivamukti-Yoga* praktiziert wird, werden Atmung und Bewegung im Flow synchronisiert. Innerhalb einer Asana werden die Ansagen aufgrund des höheren Tempos in der dynamischen Praxis dementsprechend reduziert.

INNERHALB DER ASANA

Die Ansagen, die du machst, während deine Schülerinnen und Schüler eine Asana halten, fußen philosophisch fundiert also auf der Verschmelzung von *Parinamavada* und *Vinyasa Krama.* Auf anatomischer Ebene basieren die Ansagen der Asanas auf einem korrekten Alignment, auf einer gesunden, genauen und möglichst verletzungs- und überlastungsfreien Ausrichtung. Atmung und Energie fließen. Lass dich für deine Ansagen gern vielfältig durch

Texte, Mythen, Musik oder andere Lehrende inspirieren, vor allem aber durch das, was du selbst auf deiner Matte erfahren hast und was du verstehst. Eine eigene Yogapraxis ist unumgänglich, wenn du deine Botschaft weitergeben willst. Am besten wirst du das unterrichten, was du auf deiner eigenen Matte selbst ausprobiert, integriert, entwickelt und erspürt hast.

Wenn du als Yogalehrerin oder Yogalehrer Ansagen innerhalb einer Asana machst, bedeutet das, dass deine Schülerinnen und Schüler ihren Weg in ihre Haltung bereits gefunden haben und jetzt das Ankommen und ihren inneren Raum in Körper, Atmung und Geist erkunden. Diese Verbindung und Integration von Körper und Geist gilt es als Yogalehrerin oder Yogalehrer jetzt verbal mit Ansagen zu begleiten, damit die Schülerinnen und Schüler ihre Erfahrung im Inneren vertiefen können. Um deine Ansagen zu verbinden, ist es sinnvoll, mit der äußeren Form der Asana, also mit allgemeinen Anweisungen zum korrekten Alignment, zu beginnen. Dabei rücken zunächst die anatomischen und biomechanischen Aspekte der Asana ins Zentrum.

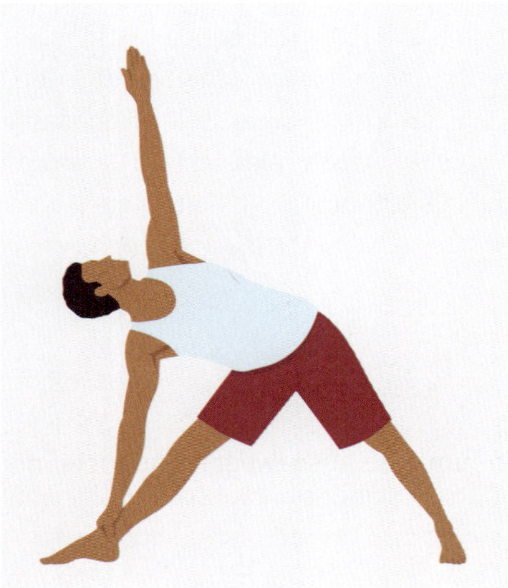

Beginne deine Ansagen für Utthita Trikonasana (das Gestreckte Dreieck) mit den grundlegenden Alignmentprinzipien.

Wenn die körperlichen Grundprinzipien der Haltung geklärt sind, ist die Basis für die Erforschung des Inneren geschaffen und du kannst mit deinen Ansagen nun vom Grobstofflichen, Materiellen mehr zum Feinstofflichen und zum energetischen Körper übergehen. Die Anleitung zur inneren Ausrichtung, also zur Lenkung des Atems und zur Erfahrung des Energieflusses, ist dann der Wesenskern deiner Ansagen.

Welche Ansagen du dabei inhaltlich auswählst, richtet sich nach dem jeweiligen Thema deiner Stunde und den Eigenschaften deiner Schülerinnen und Schüler. Folgende Grundprinzipien können dir dabei als verlässliche Orientierung dienen.

Fokus 1: das Wesentliche

Fokussiere deine Ansagen auf das Wesentliche. Drei bis vier Ansagen pro Asana genügen, denn jede davon setzt innere Erforschungs- und Verarbeitungsprozesse in Gang. Deine Schülerinnen und Schüler hören und nehmen auf, praktizieren, assimilieren, halten, verändern, atmen, spüren und integrieren gleichzeitig, während du sprichst. Das soll deine Teilnehmenden fordern, aber nicht überfordern und ihnen auch Raum für ihre Erfahrung lassen. Momente der Stille sind hier essenziell. Im dynamischen Flow genügen ein bis zwei Ansagen pro Asana.

Fokus 2: die Reihenfolge

Gib deinen Ansagen im Sinne von *Vinyasa Krama* eine sinnvolle Reihenfolge, wenn deine Schülerinnen und Schüler ihre Asana halten. Springe nicht beliebig und ziellos im Körper herum, das erzeugt Stress und Ruhelosigkeit. Richte deine Ansagen planvoll aus und verleihe ihnen eine Struktur. Du kannst zum Beispiel gut bei der Stabilität der Basis, die das Gewicht trägt, beginnen, um dann weiter nach oben hin fortzuschreiten. Im aufrechten Sitz würdest du also mit einer Ansage zur Basis, dem Becken und der Erdung der Sitzknochen beginnen, um dann mit der Wirbelsäule, den Schultern und eventuell mit einer Ansage zur Ausrichtung des Kinns oder des Kopfes fortzufahren. Wenn die körperliche Grundhaltung eingenommen ist, kann die Erforschung der inneren Ausrichtung mit Atmung und Energiefluss beginnen.

Fokus 3: die Gegensätze

Nutze Oppositionen in deinen Ansagen, um eine ausgewogene Ausrichtung deiner Schülerinnen und Schüler zu gewährleisten:

- oben – unten
- vorn – hinten
- links – rechts
- innen – außen

Wenn du im aufrechten Sitz also zum Beispiel ansagst »Erde deine Sitzknochen nach unten und schiebe gleichzeitig deine Kopfkrone nach oben«, so beziehst du automatisch die Länge der gesamten Wirbelsäule und den ganzen Körper mit ein, durch den die Energie fließt. Wachsamkeit, muskuläre Grundspannung, Aufrichtung und Energiefluss im gesamten Körper sind das Ergebnis von Ansagen, die mit den Polaritäten, den scheinbaren Gegensätzen im Körper, arbeiten.[49] Immer wieder erforschen deine Schülerinnen und Schüler so die Intensität ihrer Asana zwischen den Polen Festigkeit und Leichtigkeit, Erdung und Weite, Stabilität und Freiheit.

Fokus 4: Beobachtung im Moment

Beobachte und berücksichtige deine Schülerinnen und Schüler, während du sprichst und durch den Raum gehst. Ist ihre Basis stabil? Was brauchen sie, um weiter zu wachsen? Auch wenn du manche deiner Ansagen geplant und wohlstrukturiert im Kopf hast, so bist du dennoch präsent und flexibel und beobachtest fortwährend wach und aufmerksam deine Schülerinnen und Schüler. Dein Plan im Kopf macht dich nicht blind, sondern sicher, fokussiert und frei. Gehe mit individuellen Worten auf deine Schülerinnen und Schüler ein und weiche von deinen geplanten allgemeinen Ansagen ab, wenn es nötig ist. Vermeide so Verletzungen und Überlastungen und gib neue, auf eine oder mehrere Personen bezogene Impulse und Inspirationen. Gleichzeitig nutze deine Schülerinnen und Schüler als weitere Inspiration für deine Ansagen. Wenn du zum Beispiel beobachtest, dass jemand nicht gut geerdet ist und keine stabile Basis in der Asana hat, dann widme dich genau diesem Fundament – auch wenn du ursprünglich energetische Aspekte ansprechen wolltest. Die Balance zwischen der offenen Beobachtung deiner Schülerinnen und Schüler und deiner durchdachten methodischen Struktur macht dich zu einer authentischen Lehrpersönlichkeit und entfacht letztendlich die Magie des Yoga.

Fokus 5: Verknüpfung und Gleichzeitigkeit der Elemente

Verbinde die einzelnen Ansagen innerhalb einer Asana sprachlich und inhaltlich, verwebe sie kunstvoll miteinander, indem du Beziehungen zwischen den einzelnen Aktionen herstellst. Indem du deine Ansagen inhaltlich aufeinander aufbaust und sprachlich miteinander in Beziehung setzt, entstehen auch für deine Schülerinnen und Schüler neue Synapsen und Verbindungen in ihrem Inneren. Dies kannst du tun, indem du ansagst, dass eine bestimmte Qualität oder Eigenschaft in der Asana gehalten werden soll, während ein neuer Aspekt hinzukommt. Das kann zum Beispiel die Stellung der Füße oder die korrekte Ausrichtung des Beckens sein. Beziehungen der einzelnen Ansagen untereinander verfeinern die Qualität deines Lehrens und erhöhen das Potenzial einer ausgewogenen Integration von Körper, Atmung und Geist. Im aufrechten Sitz könnte das zum Beispiel heißen: »Erde deine Sitzknochen gut und drücke sie fest in die Matte. Halte diese Stabilität deines Beckens und bring Länge in deine Wirbelsäule. Wachse über deine Kopfkrone frei nach oben, während du nach unten geerdet bleibst. Spüre die entstandene Länge vom Becken bis zur Kopfkrone.«

Dieses Beispiel verdeutlicht das Grundprinzip von Wurzeln und Dehnen und nutzt die Polarität von oben und unten, von Aktion und Reaktion. Indem deine Schülerinnen und Schüler die Sitzknochen fester in den Boden drücken, richtet eine ebenso starke Energie den Körper auf und lässt sie wachsen. Während du deine Schülerinnen und Schüler aufforderst, eine bereits entstandene Stabilität über die Sitzknochen zu halten, bereitest du sie auf den nächsten Schritt, die Länge und Ausdehnung der Wirbelsäule und schließlich die Weite im ganzen Körper und darüber hinaus vor. In einem weiteren Schritt könnte nun das Ansagen feinstofflicher Qualitäten folgen, um den Atemfluss zu lenken und zu verfeinern oder ein bestimmtes Pranayama anzuschließen.

Die Gleichzeitigkeit verschiedener Schlüsselelemente innerhalb einer Asana kannst du sprachlich realisieren, indem du deine Schülerinnen und Schüler anhand von Verben ermutigst, eine Aktion zu *halten*, zu *bewahren* oder in einer Aktivität zu *bleiben*, während gleichzeitig eine neue Dimension oder eine neue Qualität ihre Asana verfeinert und intensiviert. Dieses neue Element kannst du mit einer Konjunktion wie zum Beispiel »gleichzeitig« oder »während« hinzufügen. Hier beispielhaft dafür eine Ansage zu *Tadasana* (die Berghaltung): »Wurzle beide Füße fest in die Matte und verbinde dich mit der Erde. Hebe deine Fußgewölbe an. *Halte* diese Aktivität in den

Füßen und rotiere deine Oberschenkel nach innen. Aktiviere den Quadrizeps. *Bleibe* fest verwurzelt und stark in den Beinen, *während* du deine Wirbelsäule nach oben hin aufrichtest. *Halte* die Wirbelsäule lang, *während* die Energie *gleichzeitig* über die Mittelachse des Körpers nach oben bis zum Scheitel fließt.«

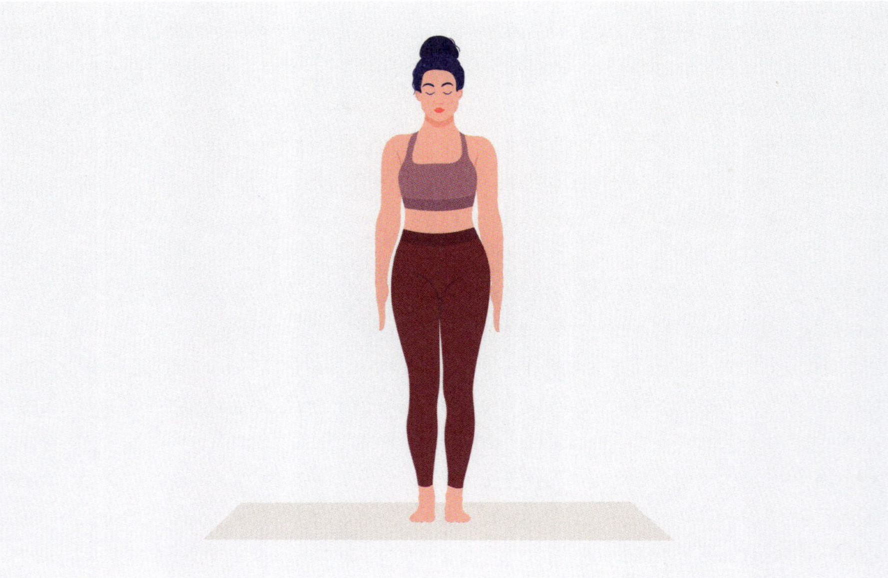

Tadasana: Durch deine Ansage vertiefen die Teilnehmenden ihre Asana Schicht für Schicht, ohne dabei die Grundausrichtung zu verlieren.

INNERHALB DER SEQUENZ

Eine Sequenz im Yoga ist eine sinnvolle und in sich geschlossene Abfolge von Haltungen, die auf eine bestimmte Art und Weise angeordnet sind. Sie halten den Körper flexibel, beweglich und gesund, fördern emotionale Ausgeglichenheit und innere Ruhe und werden auf die Bedürfnisse deiner Schülerinnen und Schüler zugeschnitten. Sequencing bedeutet, dass du als Yogalehrerin oder Yogalehrer die Abfolge der Übungen in deiner Stunde gestaltest: Du ordnest für deine Sequenzen überlegt und kreativ Asanas in einer bestimmten Reihenfolge an. Dabei kann einerseits deine ganze Yogastunde als Sequenz betrachtet werden, innerhalb einer Stunde kann eine kleinere Sequenz aber auch mehrmals geübt werden, wobei die erste und die letzte Position häufig die gleiche ist.

Der Sonnengruß *(Surya Namaskar)* mit seiner ersten und letzten Position *Samasthiti* ist dafür das Beispiel par excellence. Im klassischen Sonnengruß wechseln die Asanas mit jeder Ein- und Ausatmung, sie werden nur für die Dauer der natürlichen Atempause gehalten und die Bewegungen sind fließend. Atmung und Bewegung verbinden sich, eine Einatmung ist eine Bewegung, eine Ausatmung ist eine Bewegung. Generell sind solch kleinere, fließende Sequenzen gut geeignet, um den Körper aufzuwärmen, auf die kommenden Asanas vorzubereiten und um Atmung und Bewegung bewusst zu synchronisieren. Oft werden sie deshalb zu Beginn der Stunde oder auf dem Weg zum Übungshöhepunkt geübt. Die meisten Yogastunden folgen diesbezüglich einem Aufbau mit folgenden Übungsabschnitten:

1. Ankommen
2. Aufwärmen
3. Weg zum Übungshöhepunkt (Peak-Pose)
4. Erkundung der Peak-Pose
5. Integration mit ausgleichenden Stellungen und Cool-down
6. Endentspannung *Shavasana*

Für deine Yogastunden kannst du innerhalb dieser Übungsphasen selbst kleinere Sequenzen entwerfen und einzelne Asanas wie zu einer

Choreografie kunstvoll miteinander verbinden, indem du von einfachen, bekannten Asanas zu Beginn der Stunde zu komplexeren und unbekannten Asanas zu einem späteren Zeitpunkt übergehst. Auch ein Übergang von der dynamischen hin zur statischen Übung der Asanas innerhalb einer Stunde ist häufig sinnvoll. So kann sich der Körper in der Aufwärmphase durch die dynamische Erkundung sanft öffnen und sich mit dem Atem verbinden, während sich deine Schülerinnen und Schüler dann am Übungshöhepunkt statisch mit einer Asana auseinandersetzen. Statisch bedeutet auch hier einmal mehr nicht stillstehend, sondern vielmehr im Fluss des Atems, in der Zirkulation des Bluts, im Pulsieren des Herzschlags das Innere erforschend.

Keine Wiederholung einer Sequenz im Yoga gleicht der anderen, auch wenn Auswahl und Reihenfolge der Asanas scheinbar identisch sind. Das Prinzip von *Parinamavada,* der steten Veränderung und Weiterentwicklung, bildet auch hier die Basis. Die wahre Essenz einer Sequenz entfaltet sich durch das harmonische Zusammenspiel von Atem und Bewegung, ihre Magie und Kraft liegt in ihrer Wandelbarkeit und Möglichkeit zur Transformation. Die gesamte Erfahrung einer Sequenz in ihrer körperlichen, geistigen, emotionalen, spirituellen und energetischen Dimension verändert sich mit jeder Wiederholung.

Lass dich bei der Gestaltung deiner Sequenz von vielfältigen Quellen inspirieren: Ob du dich von therapeutischen Erkenntnissen leiten lässt, biomechanische Prinzipien einbindest, mythologische Geschichten oder energetische Konzepte aufgreifst, tänzerische Elemente einfließen lässt oder emotionale Aspekte in den Vordergrund stellst – deine Kreativität kann sich hier frei entfalten.

Doch was bedeutet das nun für deine Sprache innerhalb einer Sequenz? Wie kannst du dich ausdrücken, um das Gefühl einer stärkeren Verbundenheit von Atem und Bewegung, von Körper und Geist zu evozieren? Wie kannst du deine Schülerinnen und Schüler innerhalb einer Sequenz sprachlich unterstützen, um ihre Erkundung zu vertiefen? Alles, was du für deine Ansagen innerhalb der Asana verinnerlicht hast, ist weiterhin sinnvoll. Du kannst die körperlich-geistige Wirkung und das energetisch-spirituelle Potenzial deiner Sequenzen sprachlich noch verstärken, indem du zusätzlich folgende Aspekte berücksichtigst.

Fokus 1: Atmung und Rhythmus

Um eine stärkere Verbundenheit von Atmung, Bewegung und Geist zu erzielen, kannst du deine Ansagen jeweils mit der Ansage der Atmung beginnen. So entsteht ein einheitliches und klares Muster deiner mündlichen Aufforderungen. Wenn wir den klassischen Sonnengruß wieder als Beispiel heranziehen, könnte sich das in den ersten drei Haltungen wie folgt anhören:

- »Atme ein – hebe die Arme über die Seite nach oben, *Urdhva Hastasana.*«
- »Atme aus – beuge den Oberkörper und komm in *Uttanasana.*«
- »Atme ein – setze den rechten Fuß nach hinten und lege das Knie ab, *Anjaneyasana.*«

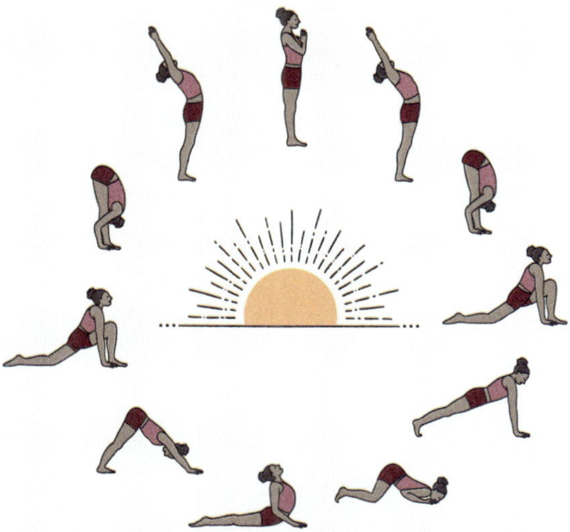

Der Sonnengruß synchronisiert Atmung und Bewegung. Du kannst deine Ansagen rhythmisieren und immer mit der Atmung beginnen.

Jede Einatmung ist und hat eine Ansage und jede Ausatmung ist und hat eine Ansage. Deine Ansagen erhalten so eine Regelmäßigkeit – den Flow, der den Rhythmus deiner Sequenz bestimmt. Dabei synchronisierst du, wenn möglich, dein Sprechtempo mit dem Atemrhythmus deiner Schülerinnen und Schüler. Durch die Bestimmung des Tempos kannst du den Schwierigkeitsgrad der Sequenz und die Atmung beeinflussen. Je schneller du sprichst, desto schneller atmen und bewegen sich deine Schülerinnen und Schüler (siehe motorischer Mitvollzug und psychorespiratorischer Effekt in den Abschnitten »Deine Stimme und deine Sprache wirken auf den Körper der Praktizierenden« und »Atmung und Sprechen«). Jede Yogasequenz hat so ihren eigenen Fluss, ähnlich einem Fluss, der mal sanft dahingleitet und mal wild durch Stromschnellen rauscht. Deine Ansagen bestimmen und folgen ihm gleichzeitig.

Fokus 2: Wiederholung

Eine Sequenz besteht objektiv betrachtet aus der immer gleichen Abfolge immer gleicher Haltungen. Zyklisch beginnt sie nach ihrem scheinbaren Ende wieder von vorn. Stütze diese Besonderheit einer Sequenz gern sprachlich, indem du auch hier Wiederholungen kultivierst. Das bedeutet, dass du deine Ansagen tatsächlich wortwörtlich fortlaufend wiederholst, ähnlich einem Mantra: »Atme ein – hebe die Arme über die Seite nach oben. Atme aus – beuge den Oberkörper ...« So wird deine Sprache zum tragfähigen, verlässlichen Nährboden, auf dem die Erfahrungen deiner Schülerinnen und Schüler wurzeln können. Wenn sich die gesamte Erfahrung einer Sequenz im Inneren der Praktizierenden mit jeder Wiederholung ändert, so ist deine Sprache durch die Wiederholung eine wertvolle Konstante, ein sicherer Kompass, der den Weg tiefer ins Innere hinein und in ganz unterschiedliche Wirkungen unterstützt.

Fokus 3: Übergänge

Innerhalb einer Sequenz fließen die Haltungen ineinander und im Gegensatz zum rein statischen Üben der Asanas entstehen Übergänge. Übergänge bezeichnen den Raum zwischen zwei Haltungen und ihre Verbindung. Das beinhaltet das bewusste Herauskommen aus der einen und das bewusste

Hineinkommen in die nächste Asana. Immer wieder Abschied und Ankommen. Immer wieder und Schritt für Schritt Verlassen, Neu-Ankommen, Voranschreiten und Neu-Zusammensetzen: *Parinamavada und Vinyasa Krama*. Schenke diesen Übergängen als Yogalehrerin oder Yogalehrer deine Aufmerksamkeit, indem du sie sprachlich begleitest und die Präsenz deiner Schülerinnen und Schüler in den Moment der Veränderung lenkst. Du kannst während eines Übergangs ein bis zwei Ansagen machen, um den Fokus und die Wahrnehmung der Übenden diesbezüglich zu schärfen. Im Übergang von *Tadasana* (die Berghaltung) zu *Urdhva Hastasana* (die Berghaltung mit Armen nach oben) könnte das zum Beispiel die Stellung des Beckens und der Füße sein: »Atme ein – hebe die Arme über die Seite nach oben, halte deine Füße gut geerdet. Halte dein Becken weiterhin in seiner neutralen Position.«

Fokus 4: Reduktion

Wenn du in deiner Stunde eine neue Sequenz einübst, dann wirst du diese in ihrer Abfolge zunächst so präzise, klar und einfach wie möglich ansagen, vielleicht auch etwas demonstrieren, erklären oder genauer vorzeigen, worauf der Fokus liegt. Mit jeder Wiederholung der Sequenz wird das Erlernte dann für die Praktizierenden vertrauter und weiter manifestiert, die Verbindungen innerhalb der neuronalen Netze im Gehirn werden gefestigt. Mit jedem weiteren Üben der Sequenz assimilieren deine Schülerinnen und Schüler die neuen Inhalte mehr. Lernpsychologisch bedeutet das, dass sie das Unbekannte mehr und mehr in bereits bestehende mentale Strukturen integrieren. Zunehmend spielt neben dem anfänglichen Bewegungslernen und der Gewöhnung an diese neue Abfolge in den Sequenzen vor allem der Energie- und Atemfluss und das Erkunden des Inneren eine Rolle. Wenn du deine Sequenzen als *Vinyasa* unterrichtest, also die Asanas dynamisch mit der Atmung und dem Geist synchronisierst, kann durch das stete Wiederholen eine meditative Wirkung erzielt werden, eine Meditation in Bewegung.

Für deine Sprache bedeutet das, dass du sie innerhalb der Wiederholungen einer Sequenz immer mehr loslassen und reduzieren kannst, du führst deine Schülerinnen und Schüler so immer mehr vom Bekannten zum Unbekannten. Eine Möglichkeit wäre dabei folgende: Zunächst begleitest du deine Schülerinnen und Schüler bei der ersten Begegnung mit den Bewegungsabläufen der Sequenz eher engmaschig mit Ansagen zur funktionellen Anatomie oder Biomechanik und präzise mit ganzen Sätzen durch die Abfolge der Asanas, bis sie mehr und mehr in den fließenden Ablauf eintauchen. Im weiteren Verlauf, wenn die Abfolge schon öfter geübt wurde, kannst du deine Ansagen Stück für Stück reduzieren, um die Stille und das Spüren mehr in den Vordergrund zu rücken. Das heißt: Zunächst baust du in der Sequenz die Asanas mit ihren anatomischen Aspekten und ihre Übergänge körperlich gesund und mit minimalem Verletzungsrisiko auf, um dann ihre energetische und poetische Seite, ihre innere Ausrichtung mehr und mehr hervorzuheben. Das heißt nicht, dass das Alignment mit häufigerem Üben der Sequenz keine Rolle mehr spielt, sondern lediglich, dass wir im Sinne von *Vinyasa Krama* und *Parinamavada* Schritt für Schritt weiterfließen, um die Harmonie der Erfahrung von Körper, Atem und Geist weiterzuentwickeln und zu vertiefen. Wenn du zu Beginn deiner Stunde den ersten Sonnengruß unterrichtest, könnte sich deine Ansage im Übergang von *Samasthiti* zu *Urdhva Hastasana* zum Beispiel so anhören: »Atme ein – hebe deine Arme wie Flügel über die Seite nach oben, halte dein Becken dabei weiterhin in seiner neutralen Position. Leg deine Handflächen aneinander, während du deine Füße gut geerdet hältst. Öffne dein Herz.«

Nach häufigerem Üben des Sonnengrußes genügt vielleicht folgende elliptische Ansage, während deine Schülerinnen und Schüler wie von selbst nach oben in *Urdhva Hastasana* auftauchen: »Atme ein – wie Flügel.« Oder: »Atme ein – öffne dein Herz.«

Vielleicht hören deine Schülerinnen und Schüler deine vorangegangenen Ansagen weiterhin als verlässliche, innere Stimme. So entsteht in ihnen durch die Reduzierung der Worte und die Natürlichkeit der Bewegung der Raum, in dem die spirituelle Erfahrung wächst.

Fokus 5: Stimme

Die wesentliche Frage ist hier: In welcher Phase deiner Stunde befindet sich deine Sequenz? Wenn du zu Beginn in der Aufwärmphase den Körper aufweckst und mobilisierst, wird sich deine Stimme ruhiger und sanfter anhören als während deiner kraftvollen und motivierenden Ansage in der Peak-Pose. Nutze während der Ansage deiner Sequenzen die volle Ausdruckskraft deiner Stimme und passe sie an die Energie der Sequenz an, wie du es im dritten Kapitel bereits erfahren hast.

Fokus 6: Verbindung

In einer Sequenz offenbart sich das Prinzip der beständigen Wandlung: Eine Asana entwickelt sich aus der anderen heraus, und während ein Element sich transformiert, bewahrt es doch seine Essenz. Es bleibt etwas bestehen, während es sich verändert, und jede Veränderung ist gleichzeitig Resultat und Ausgangspunkt neuer Transformationen. Die Verbindungen dieser Elemente untereinander durch aussagekräftige Ansagen machen in Yogastunden häufig den entscheidenden, qualitativen Unterschied aus.

Du kannst korrekte Ansagen als Sätze aneinanderreihen und dennoch spüren deine Schülerinnen und Schüler keine feinere Entwicklung, keine tiefere Verbindung. Achte deshalb in deinen Sequenzen besonders auf die Verbindungen, einerseits in den Übergängen der einzelnen Asanas, andererseits wie bereits erwähnt innerhalb jeder einzelnen Asana. Ermutige deine Schülerinnen und Schüler sprachlich immer wieder, eine Aktivität zu halten oder zu bewahren, und beschreibe den Weg aus einer Asana heraus klar und präzise, während eine neue Qualität hinzukommt. Sage zum Beispiel: »Halte die Länge in der Wirbelsäule, wenn du mit dem rechten Fuß in den Ausfallschritt kommst« oder »Bewahre die Weite im Herzen, wenn du die Arme über die Seite nach oben nimmst«. Das heißt, dass du im Übergang in die nächste Haltung immer auch Elemente der vorhergehenden Asana mit in deine Ansage nehmen kannst und gleichzeitig vorausschauende Ansagen machst. Du gibst Hinweise auf die nächste Haltung, bevor die Schülerinnen und Schüler sie einnehmen, damit sie dort gut und sicher ankommen. Timing ist hier alles und der richtige Zeitpunkt für eine Ansage kann den

Unterschied zwischen Verwirrung und Erleuchtung ausmachen. Je präziser und klarer du den Weg aus einer Haltung heraus und in eine neue Haltung hinein mit Worten beschreibst, desto besser und sicherer können die Schülerinnen und Schüler ihre Haltungen einnehmen, um den neu eröffneten Raum zu erkunden. Durch deine Verbindungen wirken deine Asanas nicht nur isoliert aneinandergereiht, sondern werden zum Fluss, zur harmonischen Einheit von Körper, Atem und Geist und zur spirituellen Erfahrung, die über den Verstand hinausreicht.

Fokus 7: Stille

Paradoxerweise ist eine der mächtigsten Techniken in der Kunst der Ansage die Sprechpause, das bewusste Schweigen. Momente der Stille erlauben es deinen Schülerinnen und Schülern, in ihre eigene Erfahrung einzutauchen, ihren Atem zu spüren und zu vertiefen und die Wirkungen der Asanas wahrzunehmen.

Fokus 8: Individualisierung

Jede Schülerin und jeder Schüler ist einzigartig und professionelle Ansagen berücksichtigen dies während einer Sequenz. Biete Variationen für verschiedene Fähigkeitsstufen an und ermutige die Anwesenden zur Selbstwahrnehmung: »Finde die Version der Asana, die heute für dich stimmig ist.« Oder: »Finde die Variante der Asana, die heute gut für dich ist. Achte auf deine Grenzen.« Gib direkt persönliche Ansagen zu Anpassungen, ohne einzelne Schülerinnen oder Schüler bloßzustellen.

Die Fähigkeit für stimmige Yogaansagen zu entwickeln, ist eine lebenslange Reise. Mit jedem Unterricht, jeder Sequenz und jeder Schülerin und jedem Schüler lernst du dazu. Bleibe dabei offen und reflektiere deine eigene Praxis.

VERSCHIEDENE QUALITÄTEN DEINER ANSAGE

Wenn du Asanas oder Sequenzen ansagt, so hast du inhaltlich unterschiedliche Möglichkeiten, deren Qualität und Aussage zu bestimmen. Yoga ist eine körperliche und eine spirituelle Praxis, es bewegt Menschen physisch, energetisch und emotional. Auch deine Ansagen haben die Kraft, diese breite Palette der tiefen Weisheit des Yoga widerzuspiegeln. Die Vielfalt deiner Sprache hilft außerdem, unter deinen Schülerinnen und Schülern verschiedene Lerntypen anzusprechen und ein tieferes Verständnis für die Asanas zu fördern. Nutze in deinen Ansagen deshalb gern eine Mischung aus

1. exakten anatomischen und biomechanischen Beschreibungen zum Alignment, wenn du die Bewegungsabläufe in und zwischen den Asanas versprachlichst.
2. bildhafter Sprache und Storytelling, indem du ein bekanntes Bild oder eine Geschichte auf den Yogakontext überträgst, um die Wirkung zu intensivieren (dazu mehr in den Abschnitten »Metapher und Vergleich« sowie »Bildhafte Sprache«).
3. Gefühlsbeschreibungen, worin du deine Schülerinnen und Schüler zum Spüren und zur Innenschau ermutigst.
4. energetischen und spirituellen Ansagen.
5. Ansagen und Stille, um deinen Schülerinnen und Schülern die Möglichkeit zu geben, in die eigene Erfahrung einzutauchen, den Atem zu spüren und zu vertiefen und die Wirkungen der Asanas wahrzunehmen.

Folgende Ansage beinhaltet im Übergang von *Adho Mukha Svanasana* (der Herabschauende Hund) in *Phalakasana* (die Bretthaltung) mehrere Qualitäten:

> »Atme ein – fließe wie eine Welle (bildhafte Sprache) nach vorn ins Brett, bringe deine Schultern über die Handgelenke (Alignment), ziehe den Unterbauch nach innen und oben (Alignment) und spüre die Kraft deiner Mitte (Gefühlsbeschreibung).«

Asanas lassen sich in verschiedene Kategorien einteilen: Vorbeugen, Rückbeugen, Stehhaltungen, Twists oder Drehhaltungen, Armbalancen, Hüftöffner und Umkehrhaltungen. Die Wirkung einer Asana unterscheidet sich je nach zugehöriger Kategorie und entfaltet ihre ganz eigene Kraft und ihr ganz eigenes Potenzial. Beziehe diese Wirkungen auf körperlicher, geistiger und emotionaler Ebene gern kombiniert in deine Ansagen mit ein.

DIE SPRACHE AN ZIELGRUPPE UND STUNDE ANPASSEN

Eine Yogastunde lässt sich nie exakt wiederholen. Würde sie auch der gleiche Lehrende halten und bestünde sie auch aus der identischen Abfolge an Übungen, die vielfältigen Einflüsse machen jede Unterrichtseinheit einzigartig und nicht reproduzierbar. Denn in deine Stunden kommen viele verschiedene Teilnehmende, jeder mit seiner eigenen Geschichte und in seiner ganz individuellen Tagesform, jeder mit seinen eigenen Gründen, Yoga zu praktizieren. Jeder an seinem einzigartigen Punkt der Praxis. Und auch dein Unterrichtsstil ist beeinflusst von deiner Tagesform und deinem ganz persönlichen Punkt deiner Entwicklung als Lehrpersönlichkeit.

Es gibt offene oder All-Level-Stunden, zu denen eine bunt gemischte Schülerschar kommt, so wie es feste Kurse für bestimmte Zielgruppen wie Anfänger, Schwangere oder Senioren gibt. Deine wandelbare Sprache kannst du dabei flexibel an verschiedene Gruppen, aber auch den Verlauf und die Intensität einer Yogastunde anpassen.

WER NIMMT AN DEINEM KURS TEIL?

Je nachdem, welche Menschen du unterrichtest, richtest du deine Sprache gezielt aus und stimmst deine Wortwahl und deinen Sprachstil feinfühlig auf die Bedürfnisse deiner Lernenden ab. Das bedeutet, deine Teilnehmenden genau zu beobachten, sie in ihrem Gesundheitszustand, ihrem Alter, ihrer Yogaerfahrung, ihrer Tagesform oder in einem besonderen Lebensabschnitt so anzunehmen, wie sie sind, sich auf sie einzustellen, um sie bestmöglich und respektvoll zu unterrichten. Oder wie es der bekannte indische Yogalehrer und Gelehrte Krishnamacharya so schön in Worte gefasst hat: »Lehre das, was in dir ist. Nicht, wie es dir entspricht, sondern dem anderen.«[50]

Wenn du Anfänger unterrichtest, stelle dich zu Beginn mit deinem Namen vor und begrüße auch sie namentlich. Erkundige dich im kurzen Einzelgespräch nach ihrer Yogaerfahrung und nach eventuellen Besonderheiten oder Verletzungen. Dieser erste Kontakt leistet einen wesentlichen Beitrag dazu, dass sich deine Schülerinnen und Schüler in deinen Stunden angenommen und wohl fühlen. Gerade wenn jemand am Beginn des Yogaweges steht, sollte die Sprache in deinen Stunden so einfach wie möglich sein. Leg in deinen Ansagen viel Wert auf die genaue Ausrichtung und vor allem auf die Basis der Asanas. Erkläre die Grundprinzipien der Haltungen mit klaren, einfachen Worten und gib gegebenenfalls ausführlichere Hinweise zum Verständnis. Wiederholungen auf der Wort- und Satzebene und der Fokus auf das Wesentliche sind gerade bei Anfängern besonders wichtig, weil du so Sicherheit und Vertrauen aufbaust. Gehe im Kleinen wie im Großen vom Bekannten zum Unbekannten und vom Einfachen zum Komplexen vor. Manche Bewegungsabläufe kennen deine Schülerinnen und Schüler schon, während sie mit dem *Aum*-Singen oder mit einem *Sankalpa,* also dem positiven Formulieren einer Intention oder eines Herzenswunsches, vielleicht noch nie in Berührung gekommen sind. Gib der spirituellen Dimension gerade bei Neulingen Zeit, sich zu entwickeln, da sich sonst schnell innere Widerstände aufbauen können. Anfänger erleben Yoga in deinen Stunden vielleicht das erste Mal in ihrem Leben. Das ist für dich die große Chance, einen Samen zu pflanzen, um die Weisheit des Yoga in ihnen wachsen zu lassen. Nutze diesen Zauber des Neuen, indem du dich auch als Yogalehrerin oder Yogalehrer diesem Anfängergeist öffnest.

Je fortgeschrittener deine Schülerinnen und Schüler sind, desto mehr haben sie bestimmte Bewegungsabläufe und Haltungen verinnerlicht, desto mehr Yogatechniken und Asanas sind ihnen bekannt. Menschen, die seit vielen

Jahren oder Jahrzehnten auf ihrer Yogareise unterwegs sind, suchen neue Impulse, eventuell körperliche Herausforderung oder tiefgreifende, spirituelle Erfahrung. Das kann bedeuten, dass du die Asanas und Atemtechniken in deinen Stunden komplexer, intensiver und variantenreicher gestaltest, muss es aber nicht. Du musst das Rad nicht neu erfinden, kannst aber die Qualität deiner Ansagen anders ausrichten und die energetische und spirituelle Dimension, die gut auch in Einfachheit und Stille erfahren werden kann, vertiefen. Auch Begriffe auf Sanskrit kannst du bei Fortgeschrittenen gut einfließen lassen oder vielleicht sogar ausschließlich verwenden.

Wenn du Schülerinnen und Schüler in besonderen Lebensabschnitten, wie zum Beispiel Schwangere oder ältere Menschen, regeneratives oder therapeutisches Yoga unterrichtest, fordert das eine intensivere Zuwendung und eine Sprache, die den besonderen Bedürfnissen deiner Zielgruppe gerecht wird. Ihre emotionale Befindlichkeit und zugleich stärker individualisierte Ansagen stehen hier mehr im Vordergrund.

VERLAUF UND INTENSITÄT DER YOGASTUNDE

Die verschiedenen Abschnitte einer Yogastunde bauen aufeinander auf und stehen miteinander in Beziehung: das Ankommen und Aufwärmen, der Weg zum Übungshöhepunkt (Peak-Pose) mit vorbereitenden Haltungen, das Erkunden der Peak-Pose, die Integration mit ausgleichenden Stellungen, der Cool-down und schließlich die Endentspannung, *Shavasana*. Jede Phase einer Stunde folgt einer eigenen Energie und einem eigenen Tempo, die du als Lehrperson mit deiner Stimme und Sprache beeinflusst und begleitest.

Mit der Begrüßung, dem Ankommen und dem Einleiten des Yogaprozesses beginnt die Stunde. Hier ziehen die Schülerinnen und Schüler ihre Sinne zurück, indem sie den Fokus auf ihren Atem, ihren Körper und das energetische Erwachen richten. Achte ganz zu Beginn vor allem auf nonverbale Elemente wie den Blickkontakt mit jeder und jedem Einzelnen und leite die Absicht, das Thema oder den Fokus deiner Stunde mit freien Worten ein. Der folgende

Übergang vom Alltag auf die Yogamatte bezeichnet einen wichtigen Moment, denn hier wird der Grundstein für die ganze kommende Praxis deiner Schülerinnen und Schüler gelegt. Begleite diese Phase sprachlich, indem du mit ruhiger und wenig bewegter Stimme einfache, klare Ansagen wählst, die das Ankommen im Moment, die Zentrierung und die Beobachtung des Atems in den Vordergrund rücken. So wirst du deine Schülerinnen und Schüler tiefer in die Verbindung von Atem, Geist und Körper bringen. Wenn du im Sitzen beginnst, können das einfache Sätze wie diese sein:

- »Erde die Sitzknochen. Spüre, wie die Erde dich trägt.«
- »Ziehe deine Sinne zurück.«
- »Komm an in diesem äußeren Raum. Komm an in deinem inneren Raum.«
- »Beobachte die Einatmung. Beobachte die Ausatmung.«

Du kannst hier bereits mit dem Rhythmus und dem Takt deiner Sprache zu arbeiten beginnen. Im Verlauf der weiteren Stunde sind deine Stimme und deine Sprache dein wichtigstes Werkzeug. Moduliere deine Stimme dementsprechend und passe sie in Tonhöhe und Lautstärke an die Energie der jeweiligen Sequenz oder Übungsphase an.

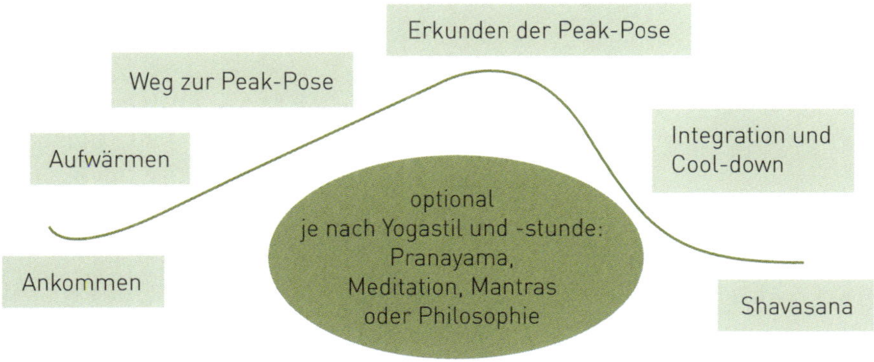

Der klassische Verlauf einer Yogastunde: von der Aktivierung zur Entspannung, mit der Integration optionaler Praxiselemente.

In der Aufwärmphase und während der Vorbereitung und Erkundung der Peak-Pose intensivieren deine Schülerinnen und Schüler ihre Bewegungen, der Puls und die Geschwindigkeit der Nervenimpulse erhöhen sich, der Herzschlag wird spürbar schneller, die Muskulatur ist aktiv, der Atem fließt. Je mehr sich deine Stunde in Richtung Peak-Pose steigert, desto energetischer, motivierender und kraftvoller wird auch deine Stimme und deine Sprache. Biete Variationen für unterschiedliche Interessen und Fähigkeiten an und ermutige die Übenden, mit ihren Grenzen zu spielen, aber nicht über sie hinauszugehen.

Das Ansagen des Atems sollte sich wie ein roter Faden durch deine ganze Stunde ziehen, so hilfst du deinen Schülerinnen und Schülern, tiefer in die Verbindung zu kommen und in ihr zu bleiben. Ermutige sie immer wieder, ihren Körper bewusst wahrzunehmen, ermutige sie zu spüren, indem du das auch verbal ansagst: »Nimm die Länge in deiner Wirbelsäule wahr.« Oder: »Spüre die Dehnung in der Beinrückseite.« Oft hilft es den Praktizierenden dabei, ihre Augen zu schließen, denn wenn sie einen ihrer Sinne ausschalten (das Sehen), gewinnen die anderen mehr an Intensität (hier das Spüren).

Wenn du schließlich nach der Peak-Pose oder dem Übungshöhepunkt ausgleichende Stellungen anbietest, um Spannungen zu neutralisieren und den Körper zur Ruhe zu bringen, so verwende auch deine Sprache wieder langsamer und reduzierter, um sie dieser Phase anzupassen. Verkürze deine Sätze, lass deine Stimme wieder sanft absinken, verlangsame bewusst das Sprechtempo und mach Pausen, um das Energielevel zu senken. So führst du deine Schülerinnen und Schüler behutsam und sanft in Richtung *Shavasana*, die letzte entspannende Asana jeder Yogaeinheit. Hole sie danach einfühlsam, sanft und vorsichtig wieder mit deinen Worten in den aufrechten Sitz zurück und schließe deine Stunde mit *Aum*, einer Verneigung oder einem Ritual, das du für deine Stunden als stimmig empfindest. Verabschiede dich, wie du begonnen hast, indem du auf Blickkontakt achtest. Oft ist dies ein besonderer Moment in der Beziehung zu deinen Schülerinnen und Schülern und gleichzeitig dein Feedback, wenn du in friedvolle, entspannte Gesichter und leuchtende Augen blickst.

WAHRNEHMUNG IM RAUM

Propriozeption, manchmal auch der sechste Sinn genannt, bezeichnet die Fähigkeit, den eigenen Körper, dessen Bewegungsrichtung, Muskelspannung und Lage im Raum wahrzunehmen. Im Yoga spielt die Propriozeption eine Schlüsselrolle in der Art und Weise, wie wir uns durch unsere Asanas bewegen, wie wir unser Gleichgewicht halten und unsere Körperhaltung insgesamt erkunden und spüren. Die Propriozeption ist sozusagen unsere innere Lehrperson, die uns hilft, subtile Anpassungen in unseren Haltungen und unserer Balance vorzunehmen und Verletzungen zu vermeiden. Als äußere Lehrperson kannst du in verschiedenen Asanas die Lage der Körper im Raum verbal begleiten, um die Schülerinnen und Schüler sicher und korrekt in neue Haltungen und Bewegungsabläufe und zu einer neuen Körperintelligenz zu führen.

Für die Übenden ist es in Bezug auf die Propriozeption wichtig, präzise und eindeutige Richtungsangaben zu erfahren. Wenn jemand in einer komplexen Asana wie *Ardha Chandrasana* (der Halbmond) allen Fokus darauf richtet, Füße und Beine zu aktivieren, gleichzeitig den Arm zu strecken und die Schulterblätter übereinander zu bringen, dann auch noch das Gleichgewicht zu halten und die Atmung fließen zu lassen, ist es besonders wichtig, dass deine Ansage in eine eindeutige Richtung geht. Gerade in schwierigen Haltungen irritieren die Angaben »links« und »rechts«, »hinten« und »vorn« oder »oben« und »unten« manchmal eher, als dass sie Klarheit schaffen, einfach weil der Praktizierende in so einer Haltung sprichwörtlich nicht mehr weiß, wo hinten und vorn ist. Um deinen Schülerinnen und Schülern diesbezüglich eine klare Orientierung zu geben, ist es deshalb hilfreich, wenn du feste Bezugspunkte im Raum, die ihre Lage im Gegensatz zum Körper nicht ändern, in deine Ansage integrierst. Beim Halbmond kannst du zum Beispiel die Ansage »Drehe die Handfläche Richtung Fenster« oder »Öffne deine Hüfte zum langen Mattenrand« formulieren. Du kannst für deine präzisen Richtungsangaben auch den Körper oder seine Bewegungsachsen als Bezugsrahmen wählen: »Rotiere den rechten Arm nach außen, sodass der Daumen Richtung Decke zeigt« oder »Verlängere die Wirbelsäule vom Becken bis zum Scheitel«.

VERBALES ADJUSTMENT

Ein Adjustment ist eine Korrektur oder eine Hilfestellung, die du als Yogalehrerin oder Yogalehrer einem Teilnehmenden gibst. Dies kann sich entweder auf einzelne Teile oder Regionen des Körpers beziehen, wenn du eine anatomisch-technische Hilfestellung in der Asana gibst, oder auf den ganzen Körper, wenn du durch dein Adjustment ein neues Gefühl, eine neue Tiefe für eine Asana zugänglich machst und die Wahrnehmung deiner Schülerinnen und Schüler verfeinerst. Im Gegensatz zum Hands-on, einem Adjustment mit Berührung, kommt das verbale Adjustment nur mit Worten aus. Es ist besonders nützlich für Schülerinnen und Schüler, die keine physischen Berührungen mögen. Außerdem ermöglicht es dir im Gegensatz zum Hands-on, mehrere Schülerinnen und Schüler gleichzeitig anzuleiten oder zu korrigieren.

Grundlage für jedes Adjustment, ob mit oder ohne Berührung, ist das präzise Beobachten der Praktizierenden, wobei die Vermeidung von Verletzungen oberste Priorität hat. Also Safety First, bevor es um den Energiefluss und die tiefere Erfahrung geht. Die Basis der Asana ist dabei essenziell, sie sollte immer als Erstes ausgerichtet, stabilisiert und korrigiert werden, bevor weitere Aspekte Beachtung finden.

INDIVIDUELLES JUSTIEREN

Ein verbales Adjustment ist eine Sonderform der Ansage, in der du einen bestimmten Aspekt aufgrund deiner detaillierten Beobachtung deiner Schülerinnen und Schüler wiederholst oder betonst, um die korrekte Ausführung einer Asana zu gewährleisten. Die gezielte Arbeit mit deiner Stimme ist ein Schlüsselelement für effektive verbale Korrekturen im Yoga. Du kannst hier Stimmlage, Betonung und Lautstärke bewusst modulieren, um den Fokus deutlich und noch zugänglicher zu machen. Gerade für zentrale Sicherheitsaspekte ist eine klare und prägnante Betonung essenziell, für feinere Ausrichtungsdetails wählst du eine sanfte, ruhigere Stimme. Dabei kannst du entweder die ganze Gruppe ansprechen, wenn du zum Beispiel bemerkst, dass die Füße und Beine vieler Schülerinnen und Schüler im Krieger II nicht aktiv sind, oder einzelne Übende individuell korrigieren. Bleib in beiden Fällen auch im verbalen Adjustment bei dem Grundprinzip eine kurze, klare und präzise Ansage zu machen, also im Krieger II zum Beispiel: »Drücke die Außenkante deines hinteren Fußes kraftvoll in die Matte. Strecke das hintere Bein. Spüre die Stabilität deiner Haltung.« Lass den Teilnehmenden genügend Zeit, um die subtilen Aspekte deines verbalen Adjustments zu erspüren und umzusetzen. Vermeide vage Formulierungen wie »irgendwie«, »ein bisschen« oder »ungefähr«, werde so konkret wie möglich. Gib eindeutige Richtungsangaben, also besser »Drehe den rechten Arm nach außen« statt »Drehe den Arm ein bisschen«, und konkrete anatomische Bezugspunkte, also zum Beispiel: »Aktiviere dein Fußgewölbe vom Groß- und Kleinzehenballen bis zur Ferse« oder »Ziehe die Schulterblätter Richtung Wirbelsäule«.

Passive Formulierungen sind für dein verbales Adjustment eher ungeeignet. Verwende lieber kraftvolle, aktive Verben im Imperativ, die unmittelbar eine Aktivität auslösen oder eine klare körperliche Bewegung beschreiben, wie »drücke«, »verlängere« oder »strecke«. Auch bildhafte Sprache kann im verbalen Adjustment hilfreich sein, wie das folgende Beispiel in Bezug auf die Hände und Handgelenke im Herabschauenden Hund zeigt: »Verteile das Gewicht gleichmäßig über die ganze Handfläche, als würdest du einen Abdruck im Sand hinterlassen wollen.«

DAS BEKANNTE DUO DER KOMMUNIKATION: INHALT UND BEZIEHUNG

Ein verbales Adjustment erfordert von dir also eine präzise Sprache, eine gezielte Modulation deiner Stimme und ein gutes Verständnis von Anatomie, Biomechanik und den grundlegenden Yogaprinzipien. Die sprachlichen Grundprinzipien bleiben im verbalen Adjustment genau wie in einer normalen Ansage zum Alignment erhalten, aber – und das ist der springende Punkt – bei einer individuellen Hilfestellung kommt eine völlig neue Dimension mit ins Spiel: Für den kurzen Moment des verbalen Adjustments ändert sich die Beziehung zu deiner Schülerin oder deinem Schüler fundamental, indem du nun nah heranzoomst und in den Kontakt mit dem Einzelnen gehst. Du kommst näher, wirst persönlicher und spezifischer und auch deine Sprache sollte diese Nähe würdigen. Aus dem dritten Kapitel und den Grundsätzen der Kommunikation wissen wir, dass jede Kommunikationssituation Inhalts- und Beziehungsaspekte enthält, wobei der Beziehungsaspekt bestimmt, wie gut deine Inhalte aufgenommen und genutzt werden können. Dieser Aspekt ist im verbalen Adjustment besonders wichtig. Du trittst jetzt als Helferin oder Helfer für einen kurzen Moment in eine noch engere, intimere Beziehung zu deinen Lernenden. Sie befinden sich dabei in einer verletzlichen Position, öffnen sich für deine Hilfestellung und zeigen möglicherweise auch ihre Unsicherheiten. Dein Feingefühl und deine professionelle Präsenz sind jetzt essenziell. Achte in diesem Kontext besonders auf eine respektvolle und ermutigende Sprache und vermeide bewertende oder kritische Kommentare oder gar Vergleiche mit anderen. Respektiere die Grenzen deiner Schülerinnen und Schüler, bestätige sie und gib ihnen kurzes, positives Feedback, wenn die veränderte Körperhaltung richtig eingenommen ist oder sie etwas in ihren Möglichkeiten umgesetzt haben.

STILISTISCHE MITTEL IM YOGA

Deine Sprache als Yogalehrerin oder Yogalehrer ist weit mehr als nur bloßes Ansagen von Asanas, sie ist eine Kunst, welche die Brücke zwischen dem Äußeren und dem Inneren schlägt und deine Schülerinnen und Schüler behutsam in ein tieferes Verständnis ihres Körpers und ihres Seins führt. In deinem großen Werkzeugkasten Sprache hast du unterschiedliche Tools, um in deinen Yogastunden sorgfältig zu formulieren und deine Worte mit Bedacht zu wählen. Viele Möglichkeiten auf der Wort- und Satzebene hast du hierzu in den vergangenen Abschnitten bereits kennengelernt. Eine gute Yogastunde kann auf sprachlicher Ebene jedoch weitaus mehr als nüchterne Präzision, technisches Geschick oder grammatikalische Klarheit. Zusätzlich zu den primären Informationen zu Ausrichtung und Technik in Asana und Pranayama hast du als Yogalehrerin oder Yogalehrer durch die Verwendung von Stilmitteln die wunderbare Möglichkeit, deinen Schülerinnen und Schülern sekundäre, transformierende Informationen auf einer neuen, tieferen Ebene zu vermitteln. Hier vereint sich Yoga mit dem kreativen, künstlerischen und lyrischen Aspekt von Sprache, hier verbinden sich Grammatik und Poesie, hier wird das Abstrakte im Konkreten spürbar.

METAPHER UND VERGLEICH

Ein Bild sagt mehr als tausend Worte. Bilder wecken Emotionen, sie treffen direkt ins Herz und wecken unmittelbar Gefühle. Bildhafte Sprache ist deshalb ein sehr kraftvolles Werkzeug. Im Yoga schlägt sie eine Brücke zwischen Körper und Geist und öffnet die Türen für tiefere Ebenen der Erfahrung. Du kannst im Yoga zwei rhetorische Stilmittel besonders effektiv nutzen, um deine Ansagen mit lebendigen Bildern und spürbarer Energie aufzuladen. Diese beiden Stilmittel sind eng miteinander verwandt und wie geschaffen für deinen Unterricht:

1. die Metapher
2. der Vergleich

Eine Metapher überträgt die Bedeutung eines oder mehrerer Wörter in einen anderen Kontext. Wörtlich übersetzt bedeutet Metapher »Übertragung« und in vielen Yogastudios gehört die Metapher mittlerweile mit Formulierungen wie »Öffne dein Herz« in der Rückbeuge oder »Tauche tief« in der Vorbeuge zum sprachlichen Alltag, zu den sprachlichen Yogabasics. Viele Verben wie »fließen«, »wachsen« oder »tauchen« werden im Yoga metaphorisch für Bewegungen verwendet, um einen erweiterten Zugang zu Körper und Geist, eine neue Welt der Erfahrung zu enthüllen und verschlossene Türen der Wahrnehmung zu öffnen. Dabei beschreibt die Metapher einerseits die Wahrnehmung und die Wahrheit deiner Schülerinnen und Schüler, andererseits erschafft sie diese auch neu und erweitert sie. Bevor du als Lehrperson eine Metapher in einer Körperhaltung ansagst, sollten das Alignment und die körperlichen Grundprinzipien der Asana sicher und klar sein. Auch hier steht die Minimierung des Verletzungsrisikos klar vor der Kreativität der Sprache.

Im Baum *(Vrksasana)* zum Beispiel kannst du als Yogalehrerin oder Yogalehrer ansagen, dass die Füße tief in die Erde wurzeln oder dass die Arme als Baumkrone weit in den Himmel wachsen. Die Verwendung dieser Metaphern lädt deine Yogaschülerinnen und Yogaschüler dazu ein, über die rein körperliche Erfahrung hinauszugehen, sich selbst in einem neuen, andersartigen Licht zu spüren und in feinere Nuancen der Empfindung einzutauchen. Die Metapher ist dabei nicht nur sprachliches Ornament, sondern ein elementares Werkzeug der Erkenntnis, ein Schlüssel zum tieferen Verständnis der Welt und unserer Erfahrung in ihr. Gerade im Yoga, wo viele Namen der Asanas aus der Tier- und Pflanzenwelt oder aus dem Reich der Mythologie und der Götterwelt stammen, bieten Metaphern eine wertvolle Möglichkeit, Körperhaltungen in lebendige Bilder zu verwandeln und die Praktizierenden in tiefere Dimensionen der Praxis zu führen. Im Gegensatz zu einer klaren und präzisen Ansage wie »Drücke die Füße fest in die Matte« bietet die metaphorische Verwendung der Sprache in *Vrksasana* mit den Bildern der Wurzel, der Baumkrone und des Wachsens eine offenere und weniger belehrende Dimension. Sie lädt deine Schülerinnen und Schüler in ihre ganz eigene individuelle und undefinierte, vielleicht rätselhafte Welt eines neuen Verstehens und Spürens ein.

Im Gegensatz zur Metapher beinhaltet der Vergleich als stilistisches Mittel immer das kleine Wörtchen »wie«, also zum Beispiel: »Öffne deine Arme *wie* Flügel über die Seite«, »Deine Wirbelsäule ist *wie* eine Schnur, an der die Wirbel *wie* Perlen aufgereiht sind«.

Die Wirkung des Vergleichs ist ähnlich der der Metapher, jedoch geht der Vergleich durch das »wie« ein wenig vorsichtiger und sanfter vor. Während die Metapher direkt und ohne Vorankündigung in den neuen Bedeutungszusammenhang, in den tiefen Ozean hineinspringt, tastet sich der Vergleich behutsamer heran und zieht seine Bahnen erkundend an der Oberfläche. Gemeinsam bilden Metaphern und Vergleiche das Herzstück bildhafter Sprache, sie ermöglichen es dir als Yogalehrerin oder Yogalehrer ein Stück mehr, das Unsagbare in Worte zu fassen und deine Schülerinnen und Schüler über die physische Erfahrung hinauszuführen.

Storytelling als Methode

Eine wunderschöne und sehr wirksame Methode, um Erfahrungen im Yoga durch Bilder noch mehr unter die Haut gehen und emotionaler wirken zu lassen, ist das Storytelling oder das Geschichtenerzählen. Du kannst die Integration von Geschichten in deine Yogastunden nutzen, um eine tiefere Verbindung zwischen Körper, Geist und Emotion zu schaffen. Hierzu kannst du persönliche Geschichten, Legenden oder Erzählungen aus der reichen indischen Mythologie, wie zum Beispiel die Geschichte des kraftvollen und sanftmütigen Affengottes Hanuman, verwenden:

Lakshmana, Ramas Bruder, wurde im Kampf schwer verwundet, sodass ihn nur die Heilkräuter des Berges Sanjeevani retten konnten. Die Zeit drängte. Ein Heiler beschrieb die Kräuter, doch sie wuchsen nur weit entfernt im Himalaya. Also wurde Hanuman ausgesandt, diese Kräuter zu holen. Als er den Berg erreichte, konnte er die speziellen Heilpflanzen nicht identifizieren. Also hob er kurzerhand den ganzen Berg aus und trug ihn zum Verletzten.

Das Storytelling ist eine herausfordernde Technik, da sie von dir auf der einen Seite Kreativität und gute Erzählfähigkeiten fordert, andererseits solltest du eine Balance zwischen der Geschichte und der Yogapraxis finden, ohne eines von beiden zu vernachlässigen. Auch hier stehen Sicherheit und Verletzungsfreiheit deiner Schülerinnen und Schüler immer an erster Stelle. Storytelling fördert die emotionale und spirituelle Verbindung zur Yogapraxis und kann motivierend auf die Teilnehmenden wirken. Auch in Phasen der Entspannung oder während der Meditation kann das Storytelling sehr bereichernd sein.

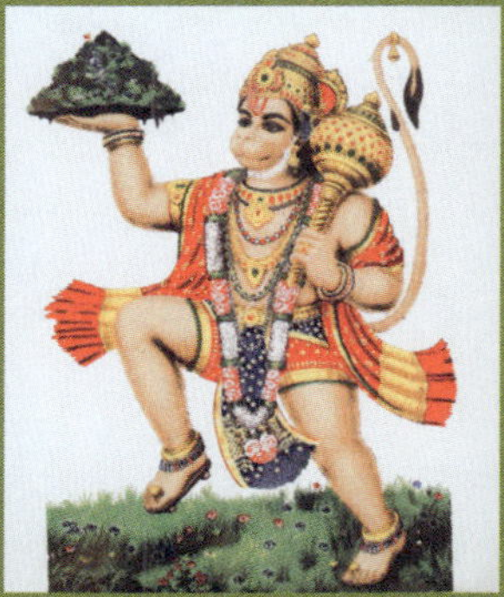

Hanuman trägt den Berg Sanjeevani. Er findet eine unkonventionelle Lösung und im Dienst für andere außergewöhnliche Kraft.

ELLIPSE

Mut zur Lücke! Als sprachliches Stilmittel bedeutet Ellipse eine gezielte Auslassung oder absichtliche Verkürzung. Das bedeutet, dass du Teile eines Satzes weglassen kannst, dieser aber trotzdem klar und verständlich bleibt. Ellipsen lenken den Fokus auf das Wesentliche im Yoga, sie minimalisieren, schaffen Pausen und verdichten. Die gängige Yogaansage »Ein und aus«, die als Ellipse für »Atme ein und atme aus« steht, ist das Beispiel par excellence für eine elliptische Satzkonstruktion, wobei hier sicherlich jeder Schülerin und jedem Schüler bewusst ist, dass damit das Ein- und Ausatmen und der bewusste Fokus auf den Fluss der Atmung gemeint ist. In diesem Fall formst du die Erfahrung der Anwesenden mehr durch das, was du nicht sagst, als durch das, was du mit Worten ausdrückst. Weniger ist in diesem Sinne mehr, denn du kreierst gerade durch das Nichtgesagte und die Stille einen neuen Raum und enthüllst dadurch die Freiheit, tiefer in die Erfahrung einzutauchen.

Ellipsen kannst du als Stilmittel in verschiedenen Phasen einer Yogastunde anwenden. In aktivierenden oder fließenden Abschnitten kannst du deine Sprache damit ökonomischer, lebendiger und dynamischer gestalten, wenn du zum Beispiel im Sonnengruß im Übergang von *Phalakasana* (die Bretthaltung) zu *Ashtanga Pranam* (die Acht-Punkte-Stellung) nur ansagst »Knie – Brust – Kinn – die Ellbogen sind eng«. In ruhigeren Phasen wie im Cool-down oder im Pranayama kannst du deine Ansagen durch Ellipsen raumgreifender und tiefgehender formen, gerade wenn du sie mit einem langsamen Sprechtempo und einer ruhigen Tonlage kombinierst. Ellipsen schaffen so Raum für emotionale und energetische Resonanz und können als Einladung und Vertrauensbeweis an deine Schülerinnen und Schüler fungieren.

PARALLELISMUS

Die ersten vier Ansagen von Atem und Bewegung aus dem klassischen Sonnengruß *Surya Namaskar* sind nicht nur ein wunderbarer Einstieg in jede

Yogapraxis, sondern auch ein großartiges Beispiel für die Kunst des Parallelismus in der Sprache des Yoga:

1. »Atme ein – hebe die Arme über die Seite nach oben: *Urdhva Hastasana*.«
2. »Atme aus – beuge den Oberkörper und tauche tief: *Uttanasana*.«
3. »Atme ein – strecke die Wirbelsäule und schiebe das Herzzentrum nach vorn: *Ardha Uttanasana*.«
4. »Atme aus – bringe das rechte Bein nach hinten, senke das Knie zum Boden und leg den Fußrücken ab: *Anjaneyasana*.«

Der Parallelismus bezeichnet einen sich wiederholenden Satzbau, wobei gleichwertige Wörter an der gleichen Stelle im Satz wiederkehren. Es handelt sich um ein Stilmittel der Wiederholung, das im Yoga in den fließenden, sich wiederholenden Bewegungen des *Vinyasa* eine faszinierende Entsprechung findet. In deiner gesprochenen Sprache kreiert der Parallelismus, zum Beispiel in deinen Ansagen im Sonnengruß, Rhythmus und Symmetrie. Dadurch, dass du deinen Wörtern die immer gleiche Reihenfolge gibst, den Atem immer als Erstes ansagst, um dann mit dem Verb weiter in die Bewegung zu gehen, erschaffst du mit deinen Worten eine Choreografie, die deine Schülerinnen und Schüler durch den Fluss ihres Atems und durch ihre Bewegung trägt. Der Parallelismus reiht Worte aneinander, so wie die Praktizierenden ihre Asanas aneinanderreihen. Jede Wiederholung bedeutet dabei eine Vertiefung, jede Variation bedeutet eine neue Erfahrung. Auch wenn deine Sätze immer gleich aufgebaut sind, so sprichst du sie doch mit jedem Mal andersartig und neu, und auch wenn die Asanas immer gleich ausgerichtet sind, so erfährt sie jeder deiner Schülerinnen und Schüler doch mit jedem Mal transformierend.

Die Kunst des Parallelismus im Yoga geht weit über das rein Sprachliche hinaus. Durch das sprachliche Muster des Parallelismus gestaltest du ein bestimmtes rhythmisches Muster im Yoga, das mit seiner Kraft nicht nur Raum im Körper, sondern auch im Bewusstsein und in der Wahrnehmung schafft. Als lebendige, atmende und fühlende Wesen führst du deine Schülerinnen und Schüler so in eine feinere Selbstwahrnehmung, in eine neue

Begegnung mit sich und der Welt. Der Parallelismus verkörpert Yoga in Worten, gleichwie Yoga so zu einer verkörperten Form des Parallelismus wird, zu einer physischen Rhetorik, die bewegt, atmet und transformiert. Hier verschmelzen die sprachliche und die körperliche Symmetrie und offenbaren die tiefe Wahrheit des Yoga.

GEFÜHLVOLLE SPRACHE IM PRANAYAMA

Pranayama, die Atemtechniken, sind das Herz des Yoga. Durch Pranayama wird der Atem im Yoga kontrolliert und reguliert, durch seine heilsame Kraft wird so positiver Einfluss auf Körper und Geist genommen. *Prana* ist dabei weit mehr als nur Sauerstoff oder Atem, es bezeichnet die pulsierende Lebenskraft und -energie, die uns alle als Wesen durchströmt. Pranayama ist also Arbeit mit und an unserer Energie.

Es gibt viele verschiedene Atemtechniken, manche wirken reinigend wie *Nadi Shodana*, die Wechselatmung, andere versetzen uns in einen meditativen Zustand, wie *Bhramari*, das Bienensummen. Der Atem ist die Brücke zwischen Körper und Geist, Pranayama ist das Bindeglied zwischen der äußeren und der inneren Yogapraxis. Du findest Pranayama in Patanjalis achtgliedrigem Pfad auf der vierten Stufe zwischen den Asanas, also dem äußeren Umgang mit dem Körper, und der fünften Stufe *Pratyahara*, dem inneren Rückzug der Sinne. Als Yogalehrerin oder Yogalehrer kommt dir im Pranayama eine verantwortungsvolle Rolle zu, indem du mit deinen Worten den Atem deiner Schülerinnen und Schüler anleitest und somit lenkst. Du weist so den Weg, aber die Reise macht jeder von ihnen selbst.

VERSCHIEDENE ATEMTECHNIKEN VERBAL BEGLEITEN

Wie bereits erwähnt, können sich verschiedene Atemtechniken ganz unterschiedlich auf Geist und Körper auswirken. Die kraftvolle Praxis des Pranayama, die die Atmung verlängert, ihr einen bestimmten Rhythmus gibt und Atempausen mit Leere und Fülle kreiert, kann auf körperlicher Ebene die Verdauung und das Herz-Kreislauf-System anregen, den Blutdruck senken und die Atemkapazität erweitern, während es auf geistig-mentaler Ebene Ängste, Stress oder Depressionen lindert und die Gedanken zur Ruhe bringt. So unterschiedlich diese Wirkungen verschiedener Atemtechniken auch sind, so haben alle diese Übungen doch eines gemeinsam: Pranayama ist eine leise Praxis, die vor allem im inneren Erleben erfahren wird. Sie braucht Stille und Zeit. Pranayama verbindet die äußere, grobstoffliche Dimension des Körpers mit der feinstofflichen Ebene. Als Yogalehrerin oder Yogalehrer kannst du dieser besonderen Rolle des Pranayama gerecht werden, indem du deine Stimme und deine Sprache der intimen Situation anpasst.

Sanfte Stimme

Du begleitest deine Schülerinnen und Schüler, indem du die Lautstärke zurücknimmst, deine Stimme leiser und eventuell, je nach Atemtechnik, auch monotoner werden lässt. Du kannst auch von der Indifferenzlage (siehe Abschnitt »Stimmlage«) in den Bereich der tieferen Töne wechseln, um beruhigend zu wirken.

Stilistische Mittel

Nutze die Magie der Bilder durch Metapher und Vergleich, den Rhythmus und die Symmetrie des Parallelismus und die Kraft der Ellipse, wie du sie im Abschnitt »Stilistische Mittel im Yoga« ab Seite 176 bereits kennengelernt hast. Sage zum Beispiel: »Stelle dir vor, dein Atem ist ein goldener Fluss, der durch deinen Körper fließt. Atme ein, atme aus. Ein – aus.«

Öffne vor allem durch die bildhafte Sprache die verborgenen Tore der Wahrnehmung, die das Abstrakte für die Praktizierenden lebendiger und greifbarer macht und sie so in die Tiefen ihres eigenen Bewusstseins führt. Der Rhythmus deiner Worte formt dabei die sanfte Melodie, die deine Schülerinnen und Schüler sicher in diese vertrauten, gleichzeitig fremden Welten trägt.

Stille und Sprechpausen

Pranayama braucht Stille. Eröffne deinen Schülerinnen und Schülern zwischen deinen Ansagen immer wieder den weiten Raum für das innere Erleben, für das Spüren, indem du längere Sprechpausen einlegst. So schaffst du mit deinem Schweigen einen Rahmen, in dem die wahre Erfahrung jenseits der Worte stattfinden kann.

Die Kunst der Präzision

Manche Atemtechniken nutzen Atemmuster, bei denen auf bestimmte Zählzeiten ein- und ausgeatmet wird. *Samavritti-Pranayama* kann zum Beispiel mit dem Atemmuster 4:4:6:2 praktiziert werden, indem man auf vier Zählzeiten einatmet, den Atem dann vier Zählzeiten lang in der Fülle hält, die Ausatmung auf sechs verlängert, um dann wiederum zwei Zählzeiten in einer kurzen Ausatempause innezuhalten, bevor der Zyklus von Neuem beginnt. Besonders wenn eine Atemübung ohne Bewegung geübt wird, wenn deine Schülerinnen und Schüler also im Liegen oder Sitzen nur das Auf und Ab der Atmung spüren, ist es für sie hilfreich, wenn du als Lehrperson den Atemtakt mitsprichst. Wie ein sanftes Metronom sagst du die Zählzeiten präzise und rhythmisch an, um die Übenden in ihrer Erfahrung zu unterstützen.

Sanskritbegriffe

Als heilige und traditionelle Sprache des Yoga steht Sanskrit in besonderer Verbindung zum reichen Schatz der Atemtechniken des Pranayama. Von manchen Schülerinnen und Schülern werden Sanskritbegriffe nicht nur gehört, sondern durch ihre besondere Schwingung auch gespürt. Die Verbindung von Sanskrit und Pranayama im Yogaunterricht erinnert daran, dass Sprache und Atem, Klang und Energie untrennbar miteinander verwoben sind. Die Sanskritworte für die verschiedenen Phasen des Atems, *Puraka* (Einatmen), *Rechaka* (Ausatmen) und *Kumbhaka* (die Atempause), aber auch

Namen für verschiedene Atemtechniken wie *Ujjayi* (der Siegreiche Atem) oder *Nadi Shodana* (die Wechselatmung) tragen einen wertvollen Erfahrungsschatz und ihre ganz eigene Energie und Schwingung in und mit sich. Sie laden deine Schülerinnen und Schüler durch ihren Klang ein, tiefer in den subtilen Atemprozess einzutauchen und jede einzelne Atemphase sehr bewusst zu erkunden.

RITUALE AUFBAUEN – SICHERHEIT UND VERTRAUEN GEBEN

Rituale sind Grundelemente spiritueller Praxis, auch im Yoga. Die Totenstellung *Shavasana* am Ende jeder Yogaklasse ist beispielsweise ein fester Bestandteil, ein Ritual mit der symbolischen Bedeutung von Hingabe und Erneuerung. Indem deine Schülerinnen und Schüler nach *Shavasana* wieder von der Yogamatte in die äußere Welt und ihren Alltag hinaustreten, erweist sich jede Yogastunde symbolisch als Miniatur des großen Zyklus von Tod und Wiedergeburt.

Rituale zeichnen sich dadurch aus, dass sich Handlungsabläufe nach bestimmten Regeln wiederholen, dass bestimmte Elemente, häufig mit symbolischer Bedeutung, immer wiederkehren. Sprachlich werden Rituale dabei oft mit den immer gleichen Sätzen begleitet, wie wir es zum Beispiel von Hochzeiten oder vom Sonnengruß im Yoga kennen. Rituale sind also geregelte religiöse, spirituelle oder weltliche Kommunikationsabläufe, die den Teilnehmenden durch das Element der Wiederholung Sicherheit, Halt und Vertrauen geben.

In deinen Yogastunden wird etwas dann zu einem Ritual, wenn es in jeder deiner Stunden beständig wiederkehrt. Das kann *Aum* oder ein Mantra zu Beginn deiner Stunde sein oder der Sonnengruß als Verbeugung vor der inneren Sonne in der Aufwärmphase. Dieser uralte Ablauf des Sonnengrußes trägt eine tiefgründige symbolische Bedeutung in sich: *Surya* als der höchste Sonnengott ist mythologisch gesehen gleichzeitig das physische und spirituelle

Zentrum der Welt. Unsere innere Sonne, unser spirituelles Herzzentrum weist uns dabei den Weg zu Wahrheit und Licht. Mark Stephens, ein renommierter Yogalehrer, beschreibt diese tiefe Symbolik wunderschön: »In *Surya Namaskar* verbeugen wir uns vor der Wahrheit unseres inneren Wesens, lassen den Kopf sinken, bis er sich unterhalb des Herzens befindet, und verbinden uns mit unserer inneren Wahrheit.«[51]

Bestimmte Phasen deiner Klasse eignen sich je nach Stunde und Inhalt besonders gut für Rituale, vor allem Übergänge können durch ein Ritual kraftvoller werden. Besonders auch der Anfang und das Ende deiner Yogastunden bieten sich als perfekte Momente für wiederkehrende Elemente an. So schaffst du einen vertrauten Rahmen, in dem sich deine Schülerinnen und Schüler sicher und geborgen fühlen können. Indem du Rituale in deine Stunden einführst, prägst du die Qualität und den Charakter deines Lehrens in zweierlei Hinsicht:

1. Du lenkst den Fokus auf die Symbolik, die in der Yogapraxis zum Ausdruck kommt, und rückst die spirituelle, emotionale Erfahrung mehr ins Zentrum. Deine Stunden gewinnen auf einer zusätzlichen Ebene mehr Weisheit und Tiefe.
2. Durch einen ritualisierten Aufbau deiner Stunden gibst du deinen Schülerinnen und Schülern Orientierung, Halt und Vertrauen.

Lass uns jetzt gern ein wenig praktischer werden, indem wir die Scheinwerfer ganz konkret auf deine Stunden richten. Wenn du möchtest, kannst du in der folgenden Übung deine eigene Ritualsprache für deine Yogastunden weiterentwickeln und Ansagen formulieren, die du wortwörtlich im Unterricht wiederholst. Wähle sie so, dass sie zu dir und deinen Stunden passen, schließlich wirst du sie in deiner Tätigkeit sehr oft reproduzieren.

Übung

Reflexion

Meine Ritualsprache im Yoga

Du brauchst

- einen Stift
- 10 Minuten Zeit

Und so geht's

Visualisiere eine typische Yogastunde mit dir als Lehrperson und identifiziere ihre wiederkehrenden Schlüsselmomente, ihre Rituale.

- Wo in deiner Stunde spürst du das Potenzial für wiederkehrende, bedeutungsvolle Momente, für Rituale?

____

____

- Formuliere für diese Rituale je zwei bis drei prägnante, authentische Sätze.

____

____

- *Shavasana*, die Totenstellung, ist als Ritual das Ende jeder Yogapraxis. Welche Sätze sagst du an, wenn du deine Schülerinnen und Schüler in *Shavasana* hineinführst?

____

____

- Mit welchen Worten leitest du das sanfte Erwecken nach *Shavasana* ein?

____

____

5

Meditation und Sprache

SPRACHE AN ETWAS HÖHERES ABGEBEN

Wahres Verstehen liegt oft jenseits der Sprache, jenseits des Sagbaren, jenseits des Wörtlichen. In den tieferen Schichten unseres Seins verblassen Namen, Benennungen und Bezeichnungen, Sätze verschwinden im Nebel, Worte lösen sich auf. Der Weg in die Schönheit und Rätselhaftigkeit der Meditation führt nach Patanjali über *Pratyahara*, das Zurückziehen der Sinne, und *Dharana*, die Konzentration, zu *Dhyana*, in die Versenkung der Meditation.

In der Meditation, der höchsten Form der Yogapraxis, lenkst du deine Aufmerksamkeit und deine Wahrnehmung tiefer nach innen. Diese intime Erfahrung führt zu mehr Selbsterkenntnis, zu einem tieferen Selbstverständnis in und mit dieser Welt, zu mehr Ruhe, Langsamkeit und Klarheit im Geist, zu mehr Gnade, Fülle und Tiefe und zu besserem emotionalem Wohlbefinden. Zu einem Leben mit weniger Ängsten und Sorgen und mehr Empathie.

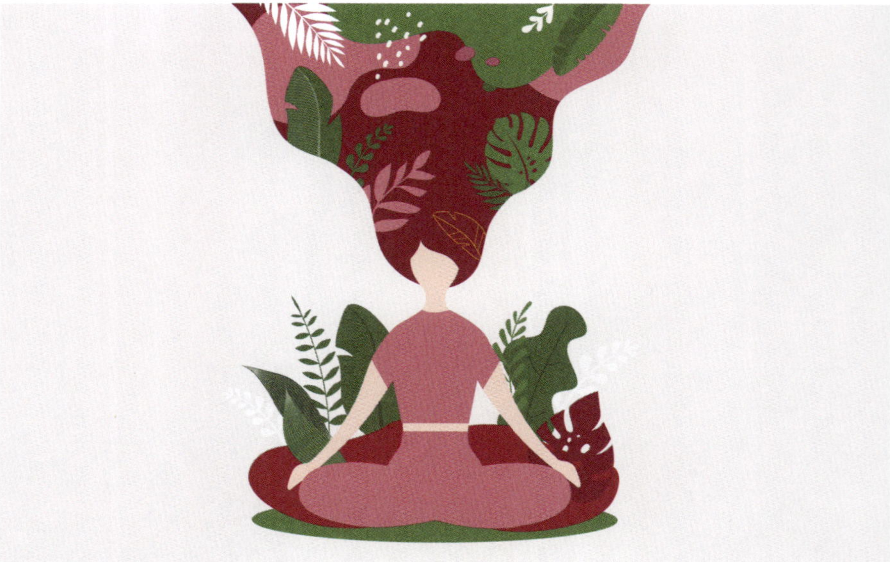

Yoga bereitet den Körper vor, Meditation vertieft die Praxis.

Zu den frühesten Nachweisen der Meditation gehören Wandbilder aus Südindien um etwa 5000 bis 3500 vor Christus.[52] Sie zeigen Menschen sitzend, in einer meditativen Haltung, mit halb geschlossenen Augen. Die moderne wissenschaftliche Forschung bestätigt heute das, was diese Menschen möglicherweise schon vor Tausenden von Jahren gespürt und warum sie Bilder ihrer Praxis an Höhlenwänden verewigt haben: die faszinierenden und positiven Auswirkungen der Meditation auf unser Wesen und auf unseren Körper. Meditation verändert die Strukturen in unserem Gehirn, indem sie neue neuronale Verbindungen schafft, den präfrontalen Kortex aktiviert und die Aktivität der Amygdala – dem Angstzentrum in unserem Gehirn – abschwächt. Die Folgen sind eine verbesserte Konzentrationsfähigkeit, eine angeregte Kreativität, ein besseres Gedächtnis, gesteigerte emotionale Intelligenz und Belastbarkeit, weniger Angst und eine gemäßigte Reaktion bei Stress oder Bedrohung.[53] Blutuntersuchungen nach dem Meditieren zeigen außerdem eine bessere Immunabwehr und eine Senkung des Blutdrucks. Die Liste der positiven Effekte von Meditation ist lang, auch persönliches Wachstum und eine Erweiterung des eigenen Horizonts sind sicherlich Gründe, warum nicht nur in Yogastudios immer mehr meditiert wird.

Meditation ist eine Übung des Geistes, es ist eine stille, kontemplative und introspektive Praxis. Die Asanas, als äußere, körperliche Praxis des Yoga, bereiten den Nährboden für die Meditation, Pranayama schlägt dabei die natürliche Brücke vom Außen zum Innen.

Deine Sprache als Yogalehrerin oder Yogalehrer verändert sich grundlegend, wenn du in deinen Stunden eine Meditation ansagst, gleichwie sich deine Schülerinnen und Schüler immer mehr in die Erforschung ihres Innersten begeben. In der Welt der Meditation wird deine Sprache zum Tor, das deine Teilnehmenden in die Stille und ihre Begegnung mit sich, dem Innersten und Höchsten führt. Mit deinen Worten begleitest du deine Schülerinnen und Schüler bis an dieses Tor, um sie dort loszulassen und an etwas Höheres abzugeben. Hier stößt die menschliche Sprache an ihre Grenze und gleichzeitig eröffnet sich eine schier unendliche sprachlose Weite: In diesem Moment wird die Stille selbst zur Sprache.

Paradoxerweise zielt deine Sprache in einer geführten Meditation also darauf ab, sich selbst überflüssig zu machen, damit deine Schülerinnen und Schüler in eine Erfahrungswelt jenseits der Worte eintauchen können. Es gibt verschiedene Meditationstechniken, wobei sich die Grundtechniken alle darin gleichen, dass sie den Geist bündeln und auf eine einzige Sache hin konzentrieren, um letztendlich *Samadhi*, den Zustand der Glückseligkeit, zu erreichen. In den folgenden Abschnitten erfährst du, mit welcher Stimme und mit welcher Sprache du dich dem Tor der inneren Erfahrung annähern kannst und wie du deine Teilnehmenden in die Praxis der Meditation führen kannst. Zunächst schauen wir uns verschiedene Sitzpositionen und geeignete sprachliche Mittel für die Meditation an, bevor du am Ende dieses Buches mit einer Atem- und einer Mantra-Meditation zwei konkrete Beispiele für eine geführte Meditation findest.

IN DIE MEDITATIONSHALTUNG FINDEN

Im Yoga wird die Meditation traditionellerweise im Sitzen auf der Matte oder auf dem Boden praktiziert. Die Asanas legen für diesen Sitz die nötige körperliche Grundlage. Wenn sich deine Schülerinnen und Schüler in deiner Stunde durch die Asanas bewegt haben, wird es ihnen danach leichter fallen, wie Patanjali es formulierte, stabil und leicht über einen längeren Zeitraum zu sitzen.

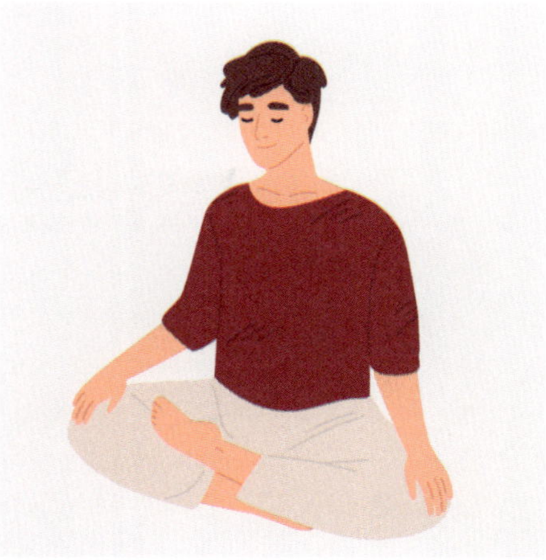

Gib deinen Schülerinnen und Schülern in der Phase der Vorbereitung auf die Meditation genügend Zeit, ihren Sitz gut einzurichten, sodass sie wirklich bequem und beständig schmerzfrei verharren können. Ermutige sie, einen Sitz zu finden, der ihnen wirklich entspricht und der sich stimmig und gut anfühlt.

Die richtige Sitzhaltung ist essenziell für die Meditation. Sie verbindet Körper und Geist und ermöglicht einen freien Energiefluss.

Es gibt mehrere Möglichkeiten für eine Sitzposition in der Meditation: der Fersensitz, der Schneidersitz, der halbe oder volle Lotossitz, *Sukhasana*, bei dem beide Beine nicht wie im Schneidersitz überkreuzt werden, sondern vor dem Körper liegen, oder auch ein Sitz mit ausgestreckten Beinen, wenn diese Variante Schmerzfreiheit und Bequemlichkeit ermöglicht.

Empfiehl deinen Schülerinnen und Schülern, Hilfsmittel zur Unterstützung zu verwenden. Ermutige sie dazu, sich das Sitzen zu erleichtern, indem sie sich erhöht auf eine Decke, ein Meditationskissen oder einen Yogablock setzen. Erkläre die Nutzung der jeweiligen Sitzmittel verbal und zeige sie gegebenenfalls vor, vor allem, wenn du Anfänger unterrichtest. Wenn sie einen lockeren Schneidersitz wählen, zeige ihnen, wie sie mit dem Gesäß in Richtung Kante nach vorn rutschen, damit auch das Becken leicht nach vorn kippt. So kann sich der Oberkörper ohne viel Muskelkraft leicht nach oben hin aufrichten. Biete Schülerinnen und Schülern in besonderen Lebenssituationen an, sich an die Wand anzulehnen oder auf einen Stuhl zu kommen, wenn das die Aufrichtung unterstützt und hilft, nicht so schnell zu ermüden.

Um die Aufrichtung während der Meditation halten zu können, kann ein festes Kissen zwischen Wand und Lendenwirbelsäule gelegt werden. Der Oberkörper bleibt nicht angelehnt, damit er beweglich und frei für die Atmung ist.

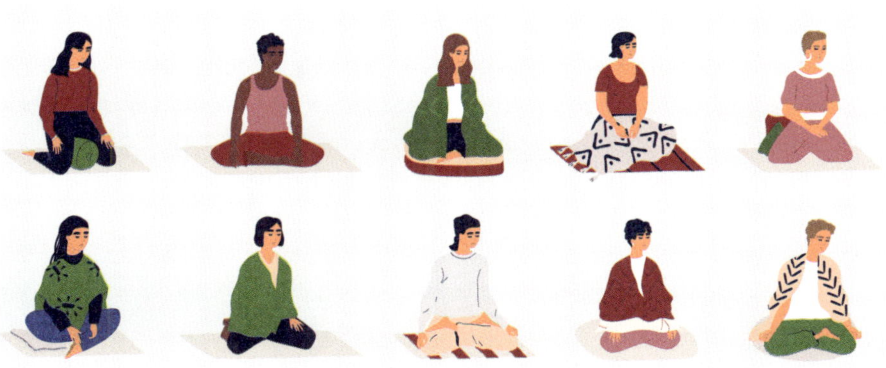

Die richtige Sitzhaltung schenkt Stabilität für die innere Reise. Hilfsmittel heben das Becken an und entlasten die Wirbelsäule.

Sollten die Teilnehmenden verspannt oder mit Schmerzen sitzen, so wird ihre Meditation zur Qual und zum Kampf mit Körper und Geist.

Lass schließlich alle in ihrem Sitz ankommen und ein paar Momente den natürlichen Fluss des Atems in Stille spüren, bevor du mit der Ansage der Meditation beginnst.

Erkläre deinen Schülerinnen und Schülern, dass es in der Sitzposition nicht um äußere Perfektion geht, sondern dass sie dazu dient, in der Meditation eine möglichst bequeme äußere Hülle für innere Beschäftigung und Veränderung zu schaffen. Hier kommen ein paar Basicansagen, um den Meditationssitz gut einzurichten:

1. »Komm in einen aufrechten Sitz. Wähle den Schneidersitz, den Fersensitz oder den halben oder vollen Lotossitz.«
2. »Erde die Sitzknochen als untersten Teil deines Beckens gut, gern erhöht auf einer Decke, einem Block oder einem Kissen.«
3. »Verbinde dich über deine Sitzknochen mit der Erde.«
4. »Aus dieser Verbindung heraus richte die Wirbelsäule in ihren natürlichen Krümmungen auf.«
5. »Weite deinen Herzraum.«
6. »Lass deine Schulterblätter entspannt nach unten sinken.«
7. »Senke das Kinn ganz leicht.«
8. »Leg deine Hände in den Schoß oder in einem Mudra auf deine Knie.«
9. »Spüre nun, wie du dich bis über den Scheitel deines Kopfes noch mehr aufrichtest, indem du deine Sitzknochen in die Matte drückst.«
10. »Lass deinen Atem weich und natürlich fließen.«

Patanjali formuliert in seinem 47. Sutra: »[…] und indem wir alle Anspannung loslassen, können wir uns auf das Unendliche ausrichten.«[54] Dies beschreibt die innere Einstellung, mit der sich deine Schülerinnen und Schüler nun in ihrem Sitz auf ihre Meditationspraxis einlassen. Sie machen sich auf den Weg der Übung des Geistes, der mentalen Erforschung, auf den Weg zur Befreiung, zum Licht, zum Höchsten oder welchen Namen man auch immer dafür finden mag.

REDUZIERUNG

Im dritten Kapitel ging es um die Wirkung deiner Stimme und deiner Sprache. Dort hast du den motorischen Mitvollzug kennengelernt, der bedeutet, dass alle, die dir zuhören, in ihrem Körper deine Art zu sprechen mitvollziehen. Sprichst du sehr schnell, laut und dynamisch, so erhöht sich ihr Muskeltonus und ihre Anspannung und ihr Atem können nicht mehr frei fließen. In der Meditation bleibt der Körper deiner Schülerinnen und Schüler äußerlich unbewegt, wenn möglich halten sie ihre Sitzposition entspannt und dennoch aufrecht die ganze Meditation hindurch, ohne sie zu verändern. Sie üben im Geist und reduzieren die körperliche Aktivität.

Für dich als Yogalehrerin oder Yogalehrer hat das sprachlich eine ganz eindeutige Konsequenz: Auch du reduzierst deine Stimme und deine Sprache. Dies geschieht einerseits stimmlich, indem du dein Tempo und deine Lautstärke runterfährst und in eine tiefere Stimmlage kommst. Auch deine Betonung wird weniger bewegt, bis in eine monotonere Sprechweise hinein, sodass deine Stimme beruhigend wirkt. Fahre die Regler so weit nach unten, wie es dir möglich ist, und sei dir dessen bewusst, dass dies dennoch zu einer Erweiterung deines Ausdrucks und zu einer Vertiefung der Wahrnehmung deiner Schülerinnen und Schüler führt.

Andererseits reduzierst du deine Sprache auch auf inhaltlicher Ebene. Paradoxerweise ist also dein Ziel, deine Sprache zu nutzen, um sie loszulassen. Anfänglich gibst du in der Meditation noch verbale Anweisungen, Wegweiser, die deine Schülerinnen und Schüler tiefer in die Meditation eintauchen lassen. Stück für Stück gibst du dann in deinen Ansagen deine Sprache immer mehr ab und dringst zum Wesentlichen vor. Deine Sprechpausen werden dabei ebenso bedeutungsvoll wie deine Worte. Die Stille spricht, während du schweigst. Es ist, als würde die Sprache sich selbst auf ihre Essenz reduzieren, bis nur noch reine Bewusstheit übrig bleibt.

Auch der innere Gedankenstrom, die innere Sprache erfährt bei deinen Schülerinnen und Schülern nun eine radikale Reduzierung. Im Durchschnitt haben wir Menschen etwa 50 000 Gedanken am Tag, die meisten davon wiederholen sich.[55] Die üblicherweise ununterbrochene Kette von Worten, Sätzen und Vorstellungen wird nun durchbrochen und Räume der Stille öffnen sich. Diese Pausen zwischen den Gedanken sind die Momente, in denen das Bewusstsein sich selbst in seiner reinen, sprachlosen Form erfährt.

BILDHAFTE SPRACHE

Sprache wird in unserem Gehirn verarbeitet. Dabei sind verschiedene Areale aktiv, der Schwerpunkt, wenn wir Sprache und ihre wörtliche Bedeutung verarbeiten, liegt jedoch auf der linken Gehirnhälfte, der linken Hemisphäre. Das Broca- und das Wernicke-Areal, zuständig für Sprachproduktion und Sprachverständnis, sind hier lokalisiert.[56]

Diese Zuständigkeit ändert sich, wenn wir bildhafte Sprache mit Metaphern, Vergleichen und Visualisierungen verwenden. Die Kraft der ersten beiden hast du bereits im Abschnitt »Stilistische Mittel im Yoga« kennengelernt. Visualisierung bedeutet, Abstraktes durch Bilder konkret und erfahrbar und für das innere Auge sichtbar zu machen. Diese Verarbeitung von Bildern in der Sprache fordert auch die rechte Gehirnhälfte stärker heraus, die mit Vorstellungskraft, Kreativität und dem emotionalen Verständnis in Verbindung steht.

Bildhafte Sprache wirkt im Gehirn wie ein Zauberstab, der verschiedene Areale gleichzeitig aktiviert und miteinander verknüpft. Die Amygdala, ein Teil des limbischen Systems und unser Zentrum für die Entstehung von Gefühlen, reagiert auf Bilder in der Sprache und färbt die gesamte Erfahrung emotional ein. Wenn deine Schülerinnen und Schüler im Yoga also den Satz »Dein Geist ist wie ein klarer, blauer Himmel« hören, erwacht in ihnen nicht nur das reine Sprachverständnis, sondern vor ihrem inneren Auge auch das Bild eines klaren Himmels und das Gefühl von Ruhe und Weite. Bildhafte Sprache offenbart, wie eng Sprache, Wahrnehmung und Emotion miteinander verbunden sind.

Dieses Potenzial von Visualisierungen und Bildern in der Sprache kannst du als Yogalehrerin oder Yogalehrer für die Meditation als Schlüssel nutzen, um deine Schülerinnen und Schüler weiter auf ihren Weg in das Innerste zu führen. Die Vorstellung eines stillen Bergsees zum Beispiel beruhigt den Geist und führt ihn in einen Zustand der Kontemplation. So kannst du den Geist anhand von Bildern sanft in tiefere Ebenen der Erfahrung jenseits der Worte führen. Interessanterweise durchläuft die bildhafte Sprache in fortgeschrittenen Meditationszuständen eine Transformation, denn was als konkretes Bild beginnt, löst sich nach und nach in eine subtile energetische Erfahrung auf.

Überreize die Praktizierenden nicht, sondern dosiere deine sprachlichen Bilder und gehe sensibel damit um, denn bildhafte Sprache kann sehr intensiv wirken. Entscheide dich gezielt für ein Bild, das in Stille, Zeit und Raum seine Wirkung entfalten kann.

ATEMMEDITATION

In diesem Abschnitt findest du als Beispiel für eine geführte Meditation eine Atemmeditation. Der Atem als unsere Lebensquelle schlechthin bietet hier eine wunderbare Möglichkeit, den Geist zu bündeln und unsere Aufmerksamkeit auf ihn zu lenken. Übe diese Meditation gern zu verschiedenen Tageszeiten, vor oder nach deiner Asanapraxis und gern nach einem Pranayama. Wenn der Geist und die Aufmerksamkeit wandern, was ganz natürlich ist, dann bringe sie immer wieder zurück zu deiner Atmung.

Übung

Atemmeditation

Du brauchst

- eventuell eine Yogamatte
- Hilfsmittel für einen aufrechten Sitz
- 10 Minuten Zeit

Und so geht's

1. Komm in einen bequemen und aufrechten Sitz, schließe deine Augen und wähle ein Mudra, wenn du möchtest.
2. Richte die Aufmerksamkeit auf deine Atmung, wie sie kommt und geht.
3. Lass deinen Atem weich und ruhig fließen und beobachte ihn, ohne ihn zu verändern.
4. Spüre und beobachte, wie der Atem durch die Nase einströmt, durch die Kehle fließt und deine Brust und deinen Bauch bewegt.
5. Lass den Atem mit der gleichen Leichtigkeit und Natürlichkeit wieder herausfließen, spüre das Senken der Bauchdecke und die austretende Luft an den Nasenlöchern.
6. Tauche ganz und gar ein in den Fluss des Atems. Werde zum steten, rhythmischen Fluss der Ein- und Ausatmung.
7. Beobachte die natürlichen Pausen zwischen der Ein- und der Ausatmung und wie der Geist in der Atemleere ganz natürlich zur Ruhe kommt. Wie ein stiller, klarer Bergsee.
8. Nimm diese Stille mit in deine nächste Einatmung.
9. Spüre, wie sich diese Stille auch auf dem Höhepunkt der Einatmung wie ein See ausbreitet, und lass den Atem ganz weich wieder ausströmen.
10. Bleib bei deiner Atmung für drei bis fünf Minuten. Kehre immer wieder zu deiner Atmung zurück.

MANTRAMEDITATION

Mantras sind gerade für Anfänger ein sehr effektives und einfaches Mittel für die Meditation. Ein Mantra ist eine Silbe, ein Wort oder ein kurzer Satz. Es kann laut gesprochen, geflüstert oder nur still in Gedanken wiederholt werden. Mit dem Atem gehören Mantras zu den häufigsten Meditationswerkzeugen und werden in vielen verschiedenen Traditionen eingesetzt. Die Essenz der Mantrameditation ist es, durch das stete Wiederholen eines Klangs, eines Wortes oder eines Verses den Geist zu beruhigen und zu transformieren, was das Bewusstsein und die Konzentration fördert.

Übung

Mantrameditation mit *so-ham*

Hier findest du eine Mantrameditation auf das bekannte Mantra *so-ham*. *So* bedeutet »das« und *ham* bedeutet »ich bin«. Bleib über mindestens zehn Atemzüge bei deinem Mantra. Wie bei allen Meditationstechniken wird der Geist und die Aufmerksamkeit zu wandern beginnen. Hole sie immer wieder behutsam zu deinem Mantra zurück und fahre fort.

Du brauchst

- eventuell eine Yogamatte
- Hilfsmittel für deinen aufrechten Sitz
- 10 Minuten Zeit

Und so geht's

1. Komm in einen bequemen und aufrechten Sitz, schließe deine Augen und wähle ein Mudra, wenn du möchtest.
2. Atme drei Mal tief durch die Nase ein und aus.
3. Atme vollständig aus und sprich mit der nächsten Einatmung innerlich die Silbe *so*-. Verbinde dich mit dem Wort, nicht mit dem Atem.
4. Atme langsam und gleichmäßig aus und sprich dabei innerlich die Silbe *ham*. Verbinde dich mit dem Wort.
5. Lass die natürliche Stille in den Pausen zwischen den Atemzügen zu und nimm sie zur Kenntnis. Beginne mit der Wiederholung des Mantras, wenn der Atem erneut zu fließen beginnt.
6. Wiederhole dein Mantra mindestens für zehn Atemzüge. Kehre immer wieder zu ihm zurück.

Variation

Du kannst statt dem Mantra *so-ham* auf Sanskrit auch die deutschen Wörter »Ich« mit der Einatmung und »bin« mit der Ausatmung innerlich sprechen.

WEISHEITEN IN VOLLENDETER SPRACHE

Hier findest du eine feine Sammlung von Weisheiten in Form von *Sutras*, allesamt von Patanjali, sowie Versen und Aphorismen verschiedener Autoren aus verschiedenen Jahrhunderten. Nutze sie gern als Impuls für dich persönlich oder als Inspiration für deine Yogastunden.

Sutras

»Wenn uns negative Gedanken oder Gefühle umtreiben, sollten wir gegenteilige Gedanken kultivieren.« – Patanjali, *Yogasutra* 2. 33

»Ist einer fest in Gewaltlosigkeit *(ahimsa)* verankert, so versiegt in seiner Gegenwart jegliche Feindseligkeit.« – Patanjali, *Yogasutra* 2. 35

»Ist jemand fest in Wahrhaftigkeit *(satya)* gegründet, so wird Wirklichkeit, was er sagt.« – Patanjali, *Yogasutra* 2. 36

»Durch die Ausrichtung auf Freundlichkeit und andere positive Qualitäten erlangt man deren Kraft.« – Patanjali, *Yogasutra* 4. 24

»Richtet man sich auf die Stärke des Elefanten (oder auf die Kräfte anderer Wesen) aus, so erwirbt man deren Fähigkeiten.«
Patanjali, *Yogasutra* 4. 25

»Durch die Ausrichtung auf das Licht im inneren Raum erlangt man Wissen über feine, verborgene oder weit entfernte Objekte.«
Patanjali, *Yogasutra* 4. 26

Verse

»Es handelt sich darum, alles zu leben. Wenn man die Fragen lebt, lebt man vielleicht allmählich, ohne es zu merken, eines fremden Tages in die Antwort hinein.« – Rainer Maria Rilke, aus dem Gedicht: »Was mich bewegt«

»Alles, was ihr tut, geschehe in Liebe.« – Neues Testament, 1. Korinther 16, 14

»Alles, was wir hören, ist eine Meinung, keine Tatsache. Alles, was wir sehen, ist eine Perspektive, nicht die Wahrheit.« – Marcus Aurelius

»Lasst die Schönheit dessen, was ihr liebt, euer Handeln bestimmen.« – Rumi

»Die größte Macht hat das richtige Wort zur richtigen Zeit.« – Mark Twain

»Das Glück besteht nicht darin, dass du tun kannst, was du willst,
sondern darin, dass du immer willst, was du tust.« – Leo Tolstoi

Aphorismen

»Der Wechsel allein ist das Beständige.« – Arthur Schopenhauer

»Seid gut zu den Menschen, zu den Pflanzen und zu den Tieren.« – Laotse

»Das Glück liegt in uns, nicht in den Dingen.« – Buddha

Anhang

VERZEICHNIS DER ASANAS

Eine Auswahl wichtiger Asanas, kategorisiert nach Haltungsgruppen

Haltungen im Stehen	
Tadasana	Berghaltung
Utkatasana	Stuhlstellung, Kraftvolle Haltung
Uttanasana	Vorbeuge im Stehen
Ardha Uttanasana	Halbe Vorbeuge im Stehen
Vrksasana	Baum
Garudasana	Adler
Natarajasana	Tänzer
Virabhadrasana I, II, III	Krieger I, II, III
Parsvottanasana	Intensive seitliche Dehnung
Utthita Trikonasana	Gestrecktes Dreieck
Utthita Parsvakonasana	Gestreckte seitliche Winkelhaltung
Utthita Hasta Padangusthasana	Gestreckte-Hand-zum-großen-Zeh-Haltung
Parivrtta Trikonasana	Gedrehtes Dreieck
Parivrtta Baddha Parsvakonasana	Gedrehte seitliche Winkelhaltung
Prasarita Padottanasana	Vorbeuge im weiten Stand
Anjaneyasana	Ausfallschritt
Haltungen im Sitzen	
Sukhasana	Bequemer, einfacher Sitz (Schneidersitz)
Siddhasana	Vollkommener Sitz (Halber Lotossitz)
Padmasana	Lotossitz
Dandasana	Stockhaltung
Paschimottanasana	Sitzende Vorwärtsbeuge
Janu Sirsasana	Kopf-an-Knie-Haltung
Mahamudra	Großes Siegel
Upavista Konasana	Sitzende Winkelhaltung

Baddha Konasana	Geschlossener Winkelsitz, Schmetterling
Kurmasana	Schildkröte
Ardha Matsyendrasana	Halber Drehsitz
Gomukhasana	Kuhgesicht
Hanumanasana	Affe, Spagat
Navasana	Boot
Malasana	Hocke
Haltungen im Knien	
Vajrasana	Fersensitz, Diamantsitz
Virasana	Heldensitz
Balasana	Kindeshaltung
Supta Virasana	Liegender Held
Ustrasana	Kamel
Eka Pada Rajakapotasana	Taube
Parighasana	Querbalken, Torriegel
Marjaryasana-Bitilasana	Katze-Kuh
Haltungen in Rückenlage	
Shavasana	Totenhaltung, Entspannungshaltung
Apanasana	Windentlastende Haltung, Apana-Haltung
Setu Bandhasana	Brücke
Salamba Sarvangasana	Schulterstand, Kerze
Viparita Karani	Umgekehrte Haltung, Halbe Kerze
Halasana	Pflug
Matsyasana	Fisch
Jathara Parivrtti	Bauchdrehung

Haltungen in Bauchlage	
Bhujangasana	Kobra
Dhanurasana	Bogen
Salabhasana	Heuschrecke
Salamba Bhujangasana	Sphinx-Haltung
Viparita Salabhasana	Gestreckte Heuschrecke
Armgestützte Haltungen	
Adho Mukha Svanasana	Herabschauender Hund
Urdhva Mukha Svanasana	Aufschauender Hund
Adho Mukha Vrksasana	Herabschauender Baum, Handstand
Phalakasana	Bretthaltung, Plank
Purvottanasana	Umgedrehte Bretthaltung
Chaturanga Dandasana	Bretthaltung mit gebeugten Armen
Vasisthasana	Seitliche Bretthaltung, Seitstütz
Bakasana	Kranich, Krähe
Parsva Bakasana	Seitliche Krähe
Mayurasana	Pfau
Tittibhasana	Feuerfliege
Pincha Mayurasana	Pfauenfeder, Ellbogenstand
Urdhva Dhanurasana	Rad, umgekehrter Bogen
Chatus Pada Pitham	Vierbeiniger Tisch
Vrischikasana	Skorpion
Salamba Sirsasana	Gestützter Kopfstand
Lolasana	Schaukel, Anhänger

QUELLEN

1 Linklater, K. (2019): *Meisterwerk Stimme. Entfaltung und Pflege eines natürlichen Instruments.* 5., überarbeitete und erweiterte Auflage. Ernst Reinhardt Verlag, München; Seite 22

2 Schinko, B. (2021): *Stimme und Persönlichkeit.* Gabal Verlag, Offenbach; Seite 40

3 Übung nachgestaltet nach Lamprecht, G. (2020): *Meine Stimme stärken.* Trias Verlag, Stuttgart; Seite 76 f.

4 Richter, B. (2018): *Die Stimme. Grundlagen. Künstlerische Praxis. Gesunderhaltung.* 3. Auflage. Henschel Verlag, Leipzig; Seite 28

5 Wagner, R. (1999): *Grundlagen der mündlichen Kommunikation. Sprechpädagogische Informationsbausteine für alle, die viel und gut reden müssen.* 8. erweiterte Auflage. bvs, Regensburg; Seite 22

6 Waibel, J. (2000): *Ich stimme. Das Stimmhaus-Konzept für die Balance von Stimme und Persönlichkeit.* Edition Humanistische Psychologie, Köln; Seite 18

7 Richter, B. (2018): *Die Stimme. Grundlagen. Künstlerische Praxis. Gesunderhaltung.* 3. Auflage. Henschel Verlag, Leipzig; Seite 18 f.

8 Calais-Germain, B., Germain, F. (2022): *Anatomie der Stimme.* Helbling Verlag, Esslingen; Seite 132 ff.

9 Vgl. Wagner, R. (1999): *Grundlagen der mündlichen Kommunikation. Sprechpädagogische Informationsbausteine für alle, die viel und gut reden müssen.* 8. erweiterte Auflage. bvs, Regensburg; Seite 84

10 *Menschliches Hörvermögen im Vergleich*, Geers: www.geers.de/hoeren-ohrengesundheit/hoeren-verstehen/hoerbereich-mensch. Stand 28.11.2024

11 Kalashatra, G. (2005): *Chakra Praxisbuch. Spirituelle Übungen für Gesundheit, Harmonie und innere Kraft.* 9. Auflage. Goldmann, München; Seite 67 ff., 82, 155 ff.

12 Calais-Germain, B., Germain, F. (2022): *Anatomie der Stimme.* Helbling Verlag, Esslingen; Seite 14

13 Schünke, M. et al. (2011): *Prometheus. Lernatlas der Anatomie.* 3., überarbeitete und erweiterte Auflage. Thieme Verlag, Stuttgart, New York; Seite 117

14 Calais-Germain, B., Germain, F. (2022): *Anatomie der Stimme.* Helbling Verlag, Esslingen; Seite 123 ff.

15 Calais-Germain, B., Germain, F. (2022): *Anatomie der Stimme.* Helbling Verlag, Esslingen; Seite 30

16 Calais-Germain, B., Germain, F. (2022): *Anatomie der Stimme.* Helbling Verlag, Esslingen; S. 29

17 Kalashatra, G. (2005): *Chakra Praxisbuch. Spirituelle Übungen für Gesundheit, Harmonie und innere Kraft.* 9. Auflage. Goldmann, München; Seite 54 ff., 78, 132 ff.

18 Calais-Germain, B., Germain, F. (2022): *Anatomie der Stimme.* Helbling Verlag, Esslingen; Seite 42 ff., 92 ff., 109 ff.

19 Calais-Germain, B., Germain, F. (2022): *Anatomie der Stimme.* Helbling Verlag, Esslingen; Seite 212 ff.

20 Eisenberg, P., Gelhaus, H., Henne, H., Sitta, H., Wellmann, H. (1998): *Duden. Grammatik der deutschen Gegenwartssprache.* Band 4. 6. neu bearbeitete Auflage. Dudenverlag, Mannheim, Leipzig, Wien, Zürich; Seite 18

21 Eisenberg, P., Gelhaus, H., Henne, H., Sitta, H., Wellmann, H. (1998): *Duden. Grammatik der deutschen Gegenwartssprache.* Band 4. 6. neu bearbeitete Auflage. Dudenverlag, Mannheim, Leipzig, Wien, Zürich; Seite 21 ff.

22 Nestor, J. (2021): *Breath – Atem. Neues Wissen über die vergessene Kunst des Atmens.* 17. Auflage 2024. Piper Verlag, München; Seite 18 und 99

23 Nestor, J. (2021): *Breath – Atem. Neues Wissen über die vergessene Kunst des Atmens.* 17. Auflage 2024. Piper Verlag, München; Seite 21

24 Bostock, R. (2022): *Superkraft Atmung. Stress reduzieren, die Kreativität erhöhen und chronische Erkrankungen heilen.* Goldmann Verlag, München; Seite 49 ff.

25 Skuban, R. (2018): *Pranayama. Die heilsame Kraft des Atems.* 3. Auflage. Aquamarin Verlag, Grafing; Seite 49 ff.

26 ebd.

27 Website der Pädagogischen Hochschule Heidelberg: www.ph-heidelberg.de/sprecherziehung/hilfreiche-links/basisuebungen-der-sprecherziehung/atmung. Stand 03.10.2024

28 Amon, I. (2017): *Meine Stimme – mein Erfolg: Der kompakte Ratgeber für die wirkungsvollste Stimm- und Sprechtechnik.* Fischer & Gann Verlag, Munderfing; Seite 43 f.

29 Amon, I. (2017): *Meine Stimme – mein Erfolg: Der kompakte Ratgeber für die wirkungsvollste Stimm- und Sprechtechnik.* Fischer & Gann Verlag, Munderfing; Seite 75 ff.

30 Wagner, R. (1999): *Grundlagen der mündlichen Kommunikation. Sprechpädagogische Informationsbausteine für alle, die viel und gut reden müssen.* 8. erweiterte Auflage. bvs, Regensburg; Seite 83 ff.

31 Wagner, R. (1999): *Grundlagen der mündlichen Kommunikation. Sprechpädagogische Informationsbausteine für alle, die viel und gut reden müssen.* 8. erweiterte Auflage. bvs, Regensburg; Seite 100

32 Mehrabian, A., zitiert nach Gutzeit, S., Neubauer, A. (2013): *Auf Ihre Stimme kommt es an!.* 2., erweiterte Auflage. Beltz Verlag, Weinheim, Basel; Seite 106 ff.

33 Wagner, R. (1999): *Grundlagen der mündlichen Kommunikation. Sprechpädagogische Informationsbausteine für alle, die viel und gut reden müssen.* 8. erweiterte Auflage. bvs, Regensburg; Seite 70

34 Ehlers, M. (2022): *Die 5 Säulen der positiven Kommunikation.* Independently published, Bamberg; Seite 118 ff.

35 Schinko, B. (2021): *Stimme und Persönlichkeit.* Gabal Verlag, Offenbach; Seite 58

36 Drosdowski, P., Scholze-Stubenrecht, D., Wermke, D. (Hrsg.) (1997): *Duden. Das Fremdwörterbuch.* Band 5. 6., überarbeitete und erweiterte Auflage. Dudenverlag, Mannheim, Leipzig, Wien, Zürich; Seite 291

37 Lichtenberg, J. (2021): *Entschlüsselt! Körpersprache und Menschen lesen wie ein Buch.* KR Publishing UG, Hamburg; Seite 28 ff.

38 Wagner, R. (1999): *Grundlagen der mündlichen Kommunikation. Sprechpädagogische Informationsbausteine für alle, die viel und gut reden müssen.* 8. erweiterte Auflage. bvs, Regensburg; Seite 23

39 Watzlawick, P., zitiert nach Wagner, R. (1999): *Grundlagen der mündlichen Kommunikation. Sprechpädagogische Informationsbausteine für alle, die viel und gut reden müssen.* 8. erweiterte Auflage. bvs, Regensburg; Seite 28

40 ebd.

41 ebd.

42 Stahl, S. (2022): *Wer wir sind. Wie wir wahrnehmen, fühlen und lieben.* Kailash Verlag, München; Seite 49

43 Skuban, R. (2011): *Patanjalis Yogasutra. Der Königsweg zu einem weisen Leben.* Arkana Verlag, München; Seite 116

44 Website der Duden-Redaktion: www.duden.de/sprachwissen/sprachratgeber/Das-Passiv. Stand 03.10.2024

45 Skuban, R. (2011): *Patanjalis Yogasutra. Der Königsweg zu einem weisen Leben.* Arkana Verlag, München; Seite 146

46 Kübra, G. (2020): *Sprache und Sein.* 13. Auflage. Hanser Berlin Verlag, München; Seite 11 ff.

47 Website der Duden-Redaktion: www.duden.de/rechtschreibung/Fuellwort. Stand 03.10.2024

48 Stephens, M. (2015): *Yoga unterrichten. Grundlagen und Techniken.* riva Verlag, München; Seite 241

49 Bongartz, N. (2022): *Yoga Sequencing. Dein Arbeitsbuch für einen kreativen Unterricht.* Theseus Verlag, Bielefeld; Seite 38

50 Stephens, M. (2015): *Yoga unterrichten. Grundlagen und Techniken.* riva Verlag, München; Seite 281

51 Stephens, M. (2015): *Yoga unterrichten. Grundlagen und Techniken.* riva Verlag, München; Seite 101

52 Website: www.meditationsnerd.de/ursprung-und-geschichte-der-meditation/. Stand 09.12.2024

53 Dienstmann, G. (2018): *Meditation. Eine praktische Anleitung.* Dorling Kindersley Verlag, München; Seite 23

54 Skuban, R. (2011): *Patanjalis Yogasutra. Der Königsweg zu einem weisen Leben.* Arkana Verlag, München; Seite 147

55 Dienstmann, G. (2018): *Meditation. Eine praktische Anleitung.* Dorling Kindersley Verlag, München; Seite 30

56 Websites: www.gedankenwelt.de/das-broca-areal-und-die-sprach-produktion. Stand 22.10.2024. Und www.spektrum.de/lexikon/neuro-wissenschaft/wernicke-areal/13991. Stand 22.10.2024

BILDNACHWEIS

Pavel Becker: 7

Adobe Stock/kbuntu: 14

Adobe Stock/VectorMine: 18, 68, 97

Adobe Stock/Justlight: 23

Adobe Stock/bilderzwerg: 29

Adobe Stock/lom123: 30

Adobe Stock/Oleksandr Pokusai: 33

Adobe Stock/JeromeCronenberger: 35

Adobe Stock/anvinoart: 37, 49

Adobe Stock/mozart3737: 39

Adobe Stock/4th Life Photography: 41

Adobe Stock/udaix: 46

Adobe Stock/Roman: 54

Adobe Stock/Axel Kock: 66

Adobe Stock/mashot: 150

Adobe Stock/Franzi draws: 160

Adobe Stock/Malgorzata Kistryn: 179

Shutterstock/benote: 42, 45, 46, 47, 53

Shutterstock/Lazyshape: 50

Shutterstock/suma2020: 59

Shutterstock/mentalmind: 104

Shutterstock/lemono: 107

Shutterstock/eamesBot: 137

Shutterstock/Lio putra: 154

Shutterstock/DESSIGNSTUNN: 158

Shutterstock/Marish: 190

Shutterstock/GoodStudio: 192, 193

Christine Olma: 218

STICHWORTVERZEICHNIS

A

B

C

E

F

G

I

K

Z

ÜBER DIE AUTORIN

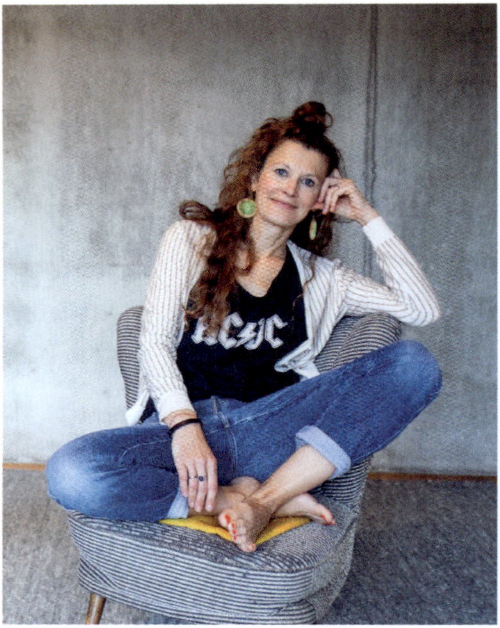

Renate Weber hat Germanistik auf Lehramt studiert und zudem Aus- und Weiterbildungen zur Yogalehrerin gemacht. Deswegen unterrichtet sie mittlerweile nicht mehr nur im Klassenraum, sondern auch auf der Yogamatte. Als Lehrerin weiß sie genau, welche Wirkung Stimme und Sprache auf Menschen haben. Sie kennt die Mittel, wie man beides richtig steuern und einsetzen kann. Dieses Wissen nutzt sie für ihre eigenen Yogastunden und gibt es auch in Workshops und Fortbildungen weiter.

Weitere Inspirationen, aktuelle Kurse und Informationen zu ihrer Arbeit sowie Einblicke in ihren Werdegang findest du auch auf ihrer Homepage: www.renate-weber-yoga.de

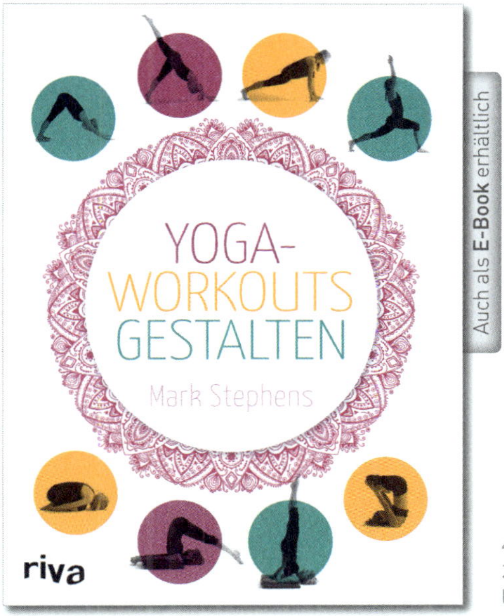

400 Seiten
26,00 € (D) | 26,80 € (A)
ISBN 978-3-86883-406-2

Mark Stephens

Yoga-Workouts gestalten

Der renommierte Yogalehrer Mark Stephens hat ein unentbehrliches Nachschlagewerk für die erfolgreiche Planung und Gestaltung von Yogastunden geschaffen. Es bietet 67 beispielhafte Asana-Übungsreihen für Anfänger, Geübte und Fortgeschrittene, darunter auch Empfehlungen für Yoga mit Kindern, Teenagern, Frauen in allen Lebensabschnitten und Senioren, für Stunden zum Abbau von Angst und Depressionen genauso wie Übungsfolgen für alle wichtigen Chakren und ayurvedischen Konstitutionstypen. Das mit mehr als 2000 Fotos bebilderte Handbuch erkundet das differenzierte Wechselspiel der Asanas innerhalb der sieben Asana-Familien und bietet einen nützlichen Anhang mit wertvollen Informationen für Yogalehrer und -schüler.

riva

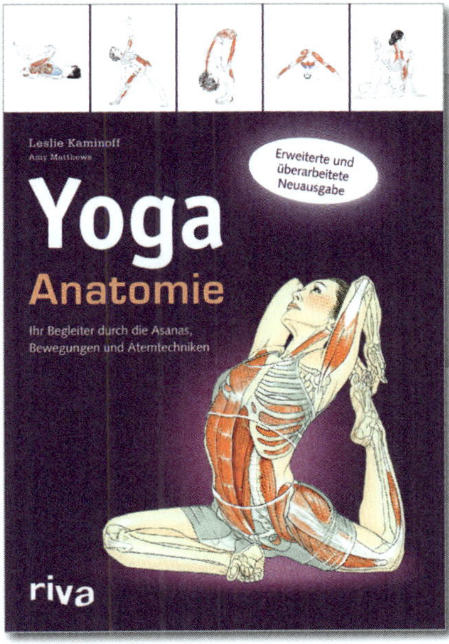

Auch als **E-Book** erhältlich

384 Seiten
25,00 € (D) | 25,80 € (A)
ISBN 978-3-7423-2051-3

Leslie Kaminoff
Amy Matthews

Yoga-Anatomie

Ihr Begleiter durch die Asanas, Bewegungen und Atemtechniken

Yogis wissen: Ein Muskel arbeitet niemals isoliert, sondern immer in einem komplexen Bewegungssystem. Wie genau das funktioniert, wird in dieser dritten, vollständig überarbeiteten und erweiterten Ausgabe von *Yoga-Anatomie* detailliert und anschaulich erklärt. Gemeinsam mit der Bewegungstherapeutin Amy Matthews hat der Yogaexperte Leslie Kaminoff die Auswirkung der einzelnen Asanas auf die Muskelgruppen, Gelenke und Organe zusammengefasst sowie die Bedeutung der jeweils passenden Atemtechniken erläutert. Neben detailliertem Wissen rund um die wichtigsten Haltungen, werden auch über 150 Asanas durch exakte anatomische Illustrationen so detailgenau beschrieben, wie es anhand von Fotos niemals möglich wäre. Egal, ob Einsteiger oder Profi – so erhält jeder ein völlig neues Verständnis über die positive Wirkung von Yoga.

riva

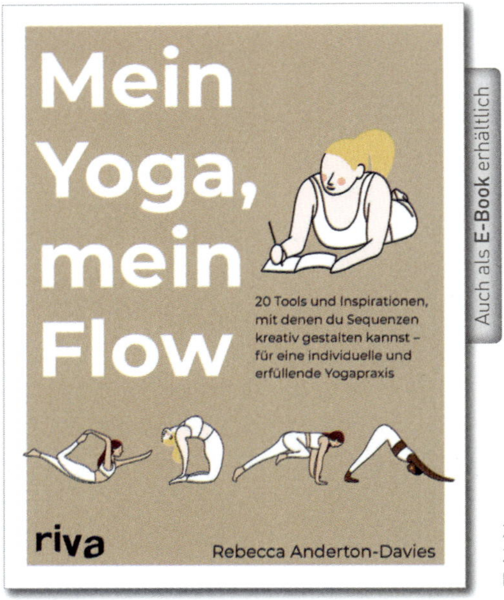

272 Seiten
22,00 € (D) | 22,70 € (A)
ISBN 978-3-7423-2025-4

Rebecca Anderton-Davies

Mein Yoga, mein Flow

20 Tools und Inspirationen, mit denen du Sequenzen kreativ gestaltest – für eine individuelle und erfüllende Yogapraxis

Ob zur Entspannung, zum Kraftaufbau oder als Schmerztherapie – Yoga ist extrem vielseitig. Diese Vielfalt kann es aber auch erschweren, den passenden Ansatz für sich zu finden. Um Yogis und Yoginis bei der Suche nach ihrem Flow zu unterstützen, hat Yogalehrerin Rebecca Anderton-Davies 20 Tools zusammengestellt, die dabei helfen, eine erfüllende Yogapraxis zu entwickeln. Veranschaulicht durch moderne Illustrationen und eine Gestaltung, die einlädt, selbst aktiv zu werden, zeigt sie, wie man sein Yogaziel definiert und sein persönliches Wohlfühlsetting kreiert. Zudem gibt sie zahlreiche anregende Tipps an die Hand, die es ermöglichen, individuelle Sequenzen zu gestalten. Impulse und Inspirationen ermutigen, Neues auszuprobieren und klassische Asanas abzuwandeln. So lässt sich Yoga auf die eigenen Bedürfnisse abstimmen und auf kreative und abwechslungsreiche Art in den Alltag integrieren.

riva